中医传统心神学理论解读

陈明优　编著

科学出版社

北京

内 容 简 介

中医传统心神学说以血肉之心与神明之心、物质能量与心理能量为特征，这是其最重要的特征，也是与现代心理学区别所在，更是通过治疗、调整脏腑功能来实现心理调整与改变的理论基础，使调控心神成为实用之术。

本书共分为十章，其中第九章心神失常以《黄帝内经》为基础，讲解了心神的异常状况；第十章为心神滋养、守护与调治，讲解了具体的调整方法。

无论是专业或非专业人士，均能从书中受益。本书可作为临床工作者、心理工作者、中医与中国传统文化爱好者的常备书籍。

图书在版编目（CIP）数据

中医传统心神学理论解读 / 陈明优编著. —北京：科学出版社，2020.5
ISBN 978-7-03-064273-8

Ⅰ. ①中… Ⅱ. ①陈… Ⅲ. ①中医学－医学心理学－研究 Ⅳ. ①R229

中国版本图书馆 CIP 数据核字（2020）第 018349 号

责任编辑：陈深圣 / 责任校对：王晓茜
责任印制：徐晓晨 / 封面设计：北京蓝正广告设计有限公司

科学出版社出版
北京东黄城根北街 16 号
邮政编码：100717
http://www.sciencep.com

北京凌奇印刷有限责任公司印刷
科学出版社发行 各地新华书店经销
*

2020 年 5 月第 一 版 开本：787×1092 1/16
2020 年 5 月第一次印刷 印张：6 1/2
字数：154 000

POD定价： 49.00元
（如有印装质量问题，我社负责调换）

林 序

"夫信今而不知好古者，其学陋；泥古而不能通今者，其学荒。"中医之学，在于融合古今，以现代之语言诠释古之中医尤为急迫，若能以"遵古而不泥古"之思路阐述新义则更显重要。

明优教授以 40 余年中医之积累，深入研究中医学术，尤其对中医经典理论研究颇深，将传统文化、道家医学、现代心理学引入中医之研究，对中医心神学说有个人独特的见解。先后在《中医药临床杂志》等中医学术期刊上发表《中医心理结构——神魂魄》《中医五脏神学说探讨》《中医心神学说体用论》等中医心神学研究系列论文。

《中医传统心神学理论解读》首次提出了中医的我、中医的心理需求、中医五脏神、心神学说体用论等既有传承又有新意的观点。构建并系统解读了中医心神学的体系，提出中医心神层次分明有序：即有元神、魂、魄、五脏神、六腑神、窍神等不同层次的心神，它们在元神统领下协调一体，形成了一个完整的中医心神系统。

尤其有意思的是，该书从藏象学说立论，提出中医之心是血肉之心加上神明之心，即藏象之心。其藏——本始的——心脏，主血脉，为血肉之心；其象——衍生的——心神的藏匿之地，为神明之心。认为藏象之心是中医心神所依靠的物质基础，也是中医心神学说的最大特征。既是中医心神学与现代心理学最大的区别所在，又是中医心神学的魅力所在，更是从治疗、调整脏腑功能来实现心理调整、改变的理论基础，使调控心神成为可操控的实用之术。

该书立意新颖，有继承更有发挥，是解读中医传统心神学理论的一本较为系统的中医心理学专著，又有实用性的技术。该书是研究中医心神学与中医不可多得的珍贵资料，对理论研究和临床治疗有很强的指导意义，值得推荐，可作为临床工作者、心理工作者的常备书籍。

是为序。

林家坤

己亥季秋于江西省萍乡市中医院

翟　序

　　中国传统文化认为"家国一体,人天同构",天地人运行的总规律,是"易",是"道",是"太极"。把握好了易,即得到了道,因此历来就有"不为良相,即为良医"之说,这是因为中医药学包含了中华文明核心的部分,体现了中华民族对人类生命活动的整体性认知,更是对人类疾病系统性干预的实践经验总结。民族的伟大复兴,必然伴随着中华文明的全面复兴,这将为中医药学发展迎来柳暗花明的新天地。刚不久,《中共中央　国务院关于促进中医药传承创新发展的意见》强调"挖掘和传承中医药宝库中的精华精髓。加强典籍研究利用"。陈明优先生的《中医传统心神学理论解读》(以下简称该书)就是实践这一精神的宝贵成果。

　　中西医各有优长,特色非常鲜明。西医把人体分解为各个系统,系统又分解为器官,器官分解为组织,组织分解为细胞,细胞又分解为分子、原子,把人分解为物理、化学的反应过程。而中医把人的生命功能作为主体来研究,因此是整体的、系统的;尽管也有脏腑、器官、组织,但却是以"藏于内而象于外"的思维模式,建立了自己独特的"藏象"体系,通过揣摩外象来探讨生命内在活动规律,结合时间空间,调整生命活动的内在平衡运行。所以,中医是内求的,既注重能看到、闻到、听到、切到的显态结构,更注重玄、道、虚、神、气等感受到、揣外司内到的隐态结构。中医在对人体生命现象的解构上,认为人是"整体恒动,形神合一"的高级生命体。人在对天地人整体恒动的把握上是通过"神"来实现"形神合一"的,这个"神"是超越唯物唯心对立的,其站位是非常高明的,是世界上唯一数千年不断续文明的精华所在。该书就是对中医"形神合一"的"神"的细致解构。

　　陈明优先生不是离开中医药传统文明大道另辟蹊径,而是对其进行创新性继承、梳理,创造性应用和发展。该书让我们领略到传统中医学是一座宝藏尽存的金碧辉煌的大厦,让我们感受先人的伟大智慧,大大增加了人们的民族自豪感和文化自信感。

　　东方文明的一个特征是"玄",老子《道德经》讲"玄之又玄,众妙之门"。理解不了玄,就看不到中医的深不可测、妙不可言。要理解这个"玄",就必须运用"神"。中华民族储备了丰富的"神"的概念解读和应用,如成语有"料事如神"、"用兵如神"、"如有神助"、"下笔如有神"等;孔子先哲在《易传》里,三十四次提到"神"。该书从各个角度以"神"为中心,对神魂魄意志的精神层面与五脏六腑乃至人生的各个方面,从人初始到终老的各个阶段都解读得清清楚楚,这对中国传统医学无疑是开拓性的贡献。

经过两百多年的"西学东渐"后,随着中华民族的复兴和崛起,"东学西输"渐成大的潮流。现在,"岐黄之术"传播到世界上183个国家或地区,有103个国家或地区以法律的形式支持中医针灸在本国生根发展。中医正逐步进入国际医疗体系,为人类命运共同体的建立,显示自己非凡的价值。该书的出版,站在了中医药"东学西输"潮流的潮头之上,必将为中华民族文明惠及世界各国人民做出历史性的贡献。

陈明优先生有敦厚的专业理论学养,又有40年的丰富临床经验,所写的书不空、不虚,既文雅高深,又通俗易懂;无论是专业或非专业人士,均能从这部书中受益,这是非常难能可贵的。

中医药学是打开中华文明宝库的钥匙,"将中医药纳入构建人类命运共同体和'一带一路'国际合作重要内容"是国家的战略部署。而该书的出版,恰恰赶上了时代的机遇。我们相信这部特色鲜明的著作,是以中医为核心的传统文化向世界传播大潮中的一朵浪花,一旦得到广泛的传播,将会为传统文化恩泽华夏、恩惠人类助力,我们为此祝福!

上海甘丹太极文化博物馆馆长　瞿金录

己亥年初冬

自 序

　　中国传统文化建立在易学的基础上，在历代关于《易经》注释与解读的著作中，有大量关于传统心神学的论述，但遗憾的是没有一部专门的著作。而作为专门研究人体生命功能的中医，也同样如此。《黄帝内经》等中医经典著作中有很多关于中医心理学的经典论述，例如，《灵枢》中有专门的"本神"篇，论述"德、气、生、精、神、魂、魄、心、意、志、思、智、虑"等概念，正式提出了"智者之养生"要达到"长生久视"之目标，并且系统性地提出了中医心神学基本理论；论述了伤神与神伤的机制，阐述了五脏所藏的虚实病变；最后提出了"用针者，察观病人之态，以知精、神、魂、魄之存亡，得失之意，五者以伤，针不可以治之也"的治疗原则。但仍然还有大量关于中医心理学的内容散落在《素问》《灵枢》各篇，隐藏在藏象学说之中，没有独立成篇，给人以中医心神学不系之假象。

　　中国传统文化以《易经》为群经之首，以《易经》为智慧之海；《易经》乃中国高深的哲学思维，为中华文化的源头，是诸子百家的思想源泉，乃中医、文字、术数、民俗文化等形成的基础，是中华民族灿烂文明的基石。《易经》将宇宙、天地、世间万物生长化收藏（包括人的生长老病死）的运行、变化规律称为"道"，即"一阴一阳谓之道"、"形而上者谓之道"。

　　"道"在《说文解字》中解释为："所行，道也。从走从首。一达谓之道。"从"道"字析，"道"字有双层寓意，从"首"从"走"。从"首"指脑，为泥丸帝君所居，总司众神，主持人的精神意识思维活动，属于精神意识层面，为"形而上之道"，也有方法、道理之意；从"走"是指下肢，下肢是主管站立和行走的，重要的是，走属于形而下之器。"道"之音意又通"到"，达到目的，有方向之意。总之，道的含义很广，主要指无形的精神意识与思维。

　　《易经》立足于宇宙模式中的盖天说模式，系统地研究了天地人三才及其相互关系，其使用工具的核心就是：阴阳、五行、八卦。但八卦的运行还是归于五行之中，所以实际上《易经》学术的核心词还是只有阴阳、五行二者。

　　道家思想，特别是道教出现以后，全面继承了《易经》的学术思想，建立了完整的体系，演化出山、医、命、相、卜五术，让《易经》的思想深入到社会各个领域，并与人的生活息息相关，产生了强大的生命力，从而几千年来一直影响着中华民族。在这个过程中就自然出现了宗教、信仰、精神、思维等精神理论与修炼方法，如《黄庭内景经》就是代表著作之一。

而儒家思想则立足于天地人三才中的人，侧重于研究人及其与天地的关系，其文化总诀"人心惟危，道心惟微；惟精惟一，允执厥中"就是典型体现，后来演化为治世、治人、治学之术，逐渐成为占主导地位的文化思想。

到了近现代，随着西方文化传入我国，中国传统文化被"打入冷宫"，作为在中国传统文化基础上产生的中医更是如此，几度被人提出要废除。中医心神学说更是一个禁区，在20世纪50年代编写中医教材时，中医心神学说被直接简化、弱化为"七情"了。

20世纪80年代，随着现代心理学在我国的广泛传播，中国传统文化重新回到人们视野，研究传统文化中心理学相关的著作出现了，如《易经心理学》《道学健心智慧——道学与西方心理治疗学的互动研究》等。

同样，关于中医心神的相关理论也重新回归，大量关于中医心理学的著作出现了。但遗憾的是，仍然是"犹抱琵琶半遮面"。这些著作几乎都是或从中医中寻找与西方心理学相符的内容，或是用西方心理学来诠释中医的相关内容，少有人站在中医学本身来整理、阐述、构建中医自己完整的心神学说。现在中医关于心神方面的著作，其名称就有"中医心理学"、"中医心神学"、"中医神志学"、"中医身心学"、"从神论治"等，然而翻开其内容，还没有看到哪本著作有一个源自中医的体系，就连中医里传统的一些核心概念，例如，神、魂、魄、意、志、思、虑、智等都没有，更不要说阐述其概念、内涵与外延、生理与病理等相关内容，最多就是略微带过，更谈不上以此为基础来运用于临床。人们在认真学习《中医心理学》等书后，还是对这些概念一头雾水，即使是毕业于中医药大学的本科生、研究生也同样如此，这是因为他们使用的教材"天然缺陷"所致。

《黄帝四经》说："天下有事，必审其名。名理者，循名究理之所之，是必为福，非必为灾……审察名理终始，是谓究理……故执道者之观于天下也，见正道循理，能与曲直，能与终始。故能循名究理。形名出声，声实调和。"[1]因此一个准确而又正确的名称，对构建一个学说是至关重要的。那么究竟是什么名称能够直指心神学说的内涵呢？名与实又怎样才相符呢？

这要从中医对生命的认识谈起，中医把生命功能作为对象主体来研究生命现象，且以"藏于内而象于外"的思维模式为核心，建立了以"藏象"学说为核心的学术体系，进而探讨生命活动的规律，通过揣摩外象来掌握生命活动的内在平衡运行，因此既注重脏腑、组织等眼睛能看到的显态结构，更注重道、虚、精、神、气等眼睛看不到的隐态结构。

特别是对心的认识：其藏——本始的——心脏，主血脉，为血肉之心；其象——衍

---

① 程鼓应. 黄帝四经今注今译——马王堆汉墓出土帛书[M]. 北京：商务印书馆，2007：176.

生的——心神的藏匿之地，为神明之心；血肉之心加上神明之心等于藏象之心。可以说整个中医心神学说中所讲的心，如"神气舍心"、"积神于心"、"心藏神"、"精神之所舍也"、"心主神明"等，都是藏象之心。

这个藏象之心也就是说中医的心神是需要依靠物质基础的。这是中医心神学说的最大特征，不仅是中医心神学与现代心理学最大的区别所在，更是中医心神学的魅力所在，成了通过治疗、调整脏腑功能来实现心理调整、改变的理论基础，使调控心神成为可操控的实用之术。

综合上述：心神学说是以血肉之心加上神明之心、物质能量加上心理能量为特征的学说，是一个完整的系统。"积神于心，以知古今"正是对心神作用的最准确描述，能够直指其精髓所在，因此我们主张定名为"心神学说"。

传统心神学说研究的内容是：我是谁——中医的我；人的心神活动，心神对人的身体、生理、心理的作用及其对心神的反作用；心神对人参与社会活动的影响等。传统心神学说是神志病学的理论基础。中医心神学说虽然有西方心理学的雏形，但西方心理学并不能阐释中医心神学说，更不能阐述其核心内容。

当然目前心神学说还不够完善，还没有建立一个完整的学术体系，尚需我们共同努力研究、整理中国传统文化典籍、中医经典和医籍中的学术思想，用中国传统文化思维和中医的思辨方法，构建符合中国传统理论体系的完整的心神体系。切忌将西方心理学削足适履为中医心理学。因此我撰写《中医传统心神学理论解读》一书就是这样的目标，为抛砖引玉之举。

己亥年冬

目　录

第一章　中 医 之 道

中国古代先哲们通过观察太阳的运动，创建中国的传统宇宙模式，具体即盖天说（平天说）、浑天说、宣夜说三种模式。

1. 盖天说

以"天圆地方"为基础理论的"盖天说"宇宙模式，即以乾坤两卦构建的宇宙模式。

一是乾卦建立起来的天圆理论，包括乾为日的圆道运动与乾为天之苍穹两个方面；二是坤卦建立起来的地方理论，包括地方说与天地六合，以及立杆测影辨方位。盖天说以伏羲六十四卦圆方图为式盘，该图是由天道和地道构成的，天阳对地阴，天阴对地阳，所以天道图是上南下北，而地道图是上北下南。

2. 浑天说

浑天说认为天是一个圆球，地球如蛋黄浮在其中，日月五星附于天球上运行。

3. 宣夜说

宣夜说认为大地在太虚之中由气凭托，日月五星七政围绕大地做周天运动，而导致阴阳刚柔之化，昼夜寒暑之变，从而生化万物。

《易经》立足于宇宙模式中的盖天说模式，系统地研究天地人三才及其相互关系，其使用的工具就是：阴阳、五行、八卦。但八卦的运行还是归于五行之中，即乾兑为金、巽震为木、坎为水、离为火、艮坤为土；所以实际上《易经》学术的核心词还是只有阴阳、五行二者。当然在运用的过程中无论如何都离不开神。近代有学者整理出版了《易经心理学》。

古人又观察到，一年四季中日月运行的规律，在一定的地点和一定的时间，自然界相应发生一定的变化，从而就其属性的不同，各自给以不同称号（名词）。如在空间分东、南、西、北、中；在时间分春、夏、秋、冬。更重要的是据此时空变化所发生的自然界的整个变化，按其特性分别命名为木火土金水，此即五行之由来，由五行运行产生世间万物与人，所以说"其生五"，这个五就是五行学说。

因此五行原意并不是所谓的"五种基本物质"，而是一种哲学的抽象思维，为五类天地变化规律或运动秩序的规则，当然也包含了五类基本物质，用来说明自然界（包括人）现象的发生、发展与变化；其本质由运动与变化的特性所构成。具体为：水之为言，润也，阴气濡润孕养万物也；火之为言，化也，阳在上阴在下毁然盛而变化万物也；木之为言，触、冒也，阳气触动冒地而生也；金之为言，禁也。阴气始，禁止万物而擊敛也；土之为言，吐也，含吐万物，将生者出，将死者归，为万物之家，故长于长夏，火所生也。所以说四时就是五行。

中医的产生、形成与发展一直与"道"息息相关，中医之"道"与《易经》之"道"一脉相承。《素问·阴阳应象大论》中"阴阳者，天地之道也"①，此"道"乃法则、规律之意，《素问·上古天真论》曰"上古之人，其知道者，法于阴阳，和于术数"，此"道"亦是法则、规律、道理之意。也包含事物运行的动力，"反者，道之动"即是此意。

《黄帝内经》①中"夫人生于地，悬命于天，天地合气，命之曰人"、"天覆地载，万物悉备，莫贵于人"、"人以天地之气生，四时之法成……天有阴阳，人有十二节；天有寒暑，人有虚实。能经天地阴阳之化者，不失四时；知十二节之理者，圣智不能欺也"的论述，正与《易经》的学术核心完全契合。

中医运用五行学说解释人体生命活动的规律、心神的相互作用、脏腑之间的相互关系、脏腑组织器官的属性、运动变化及人体与外界环境的关系，解释人体生理病理及疾病的病因病机等，形成了"藏象"学说体系，从而进行生命活动规律的探讨，通过揣摩外象来调整生命活动的内在平衡运行，因此既注重脏腑、组织等眼睛能看到的显态结构，更注重道、虚、精、神、气等眼睛看不到的隐态结构。

中医的藏象为：显态结构——生理的藏——本始的——其死可解剖而视之；隐态结构——功能的象——衍生的——司内揣外，司外揣内，其死不可解剖而视之。

五行学说主要是以五脏为中心，配备五行：即肝木、心火、脾土、肺金、肾水；分别与自然界、人体的脏腑组织器官、人的生理功能相匹配（详见表 1-1），称为藏象学说。

表 1-1　藏象表

自然界							五行	人体						
五音	五味	五色	五化	五气	五方	五季		五脏	五腑	五官	五体	五志	五声	五动
角	酸	青	生	风	东	春	木	肝	胆	目	筋	怒	呼	握
徵	苦	赤	长	暑	南	夏	火	心	小肠	舌	脉	喜	笑	忧
宫	甘	黄	化	湿	中	长夏	土	脾	胃	口	肉	思	歌	哕
商	辛	白	收	燥	西	秋	金	肺	大肠	鼻	皮毛	悲	哭	咳
羽	咸	黑	藏	寒	北	冬	水	肾	膀胱	耳	骨	恐	呻	栗

五行之间的相互关系是生克乘侮的制化规律，相生，是指这一事物对另一事物具有促进、助长的作用；相克，是指这一事物对另一事物的生长和功能具有抑制和制约的作用。正因为事物之间存在着相生和相克的联系，才能使自然界维持生态平衡，使人体维持生理平衡，故说"制则生化"。

相乘，是指相克太过，从而引起一系列的过度克制反应。相侮，是指原来"克我"的"一行"进行反侮，所以反侮亦称反克。五行的相乘、相侮，是指五行之间正常的生克关

---

① 郑林. 张志聪医学全书[M]. 北京：中国中医药出版社，1999：399-400，537. 本书所有引用的《黄帝内经》原文，凡未注明出处的，均出自该书。

系遭到破坏后所出现的不正常生克现象。

生克乘侮的基本核心是生与克的关系，相生的顺序是：木生火，火生土，土生金，金生水，水生木。相克的顺序是：木克土，土克水，水克火，火克金，金克木。

五行学说认为没有相生就没有事物的发生和成长，没有相克就不能维持事物在发展和变化中的平衡与协调，任何事物内部及事物之间的关系都存在生和克不可分割的整体，并且生中有克，克中有生，互为因果，相反相成，互相为用，推动和维持着事物正常的发生、发展与变化。然而相生相克之间，又有生不全生、克不全克、克中有生、生中有克，甚至于反克、反生。这就是说生克之间就是有一个度在维持平衡，不及与太过都会导致生克失常，甚至是不能生克。这个度我们是一定要掌握的；尤其是心神学说中的五行学说，是形成多层次、多角度的理论根源，也是人复杂、多变的人性、性格、精神面貌之所系；这个度就变得尤为重要了。

关于阴阳与五行的关系，古人认为阴阳即五行之气，五行即阴阳之质，气非质不立，质非气不行。行也者所以行阴阳之气也，通俗地说就是生命之气，合而为一，分为阴阳，运行为五行；阴阳和五行，只是生命运行的不同方式罢了。

用五行的生、克、乘、侮等以阐述五脏之间的互相依存、互相制约的关系，与阴阳学说贯通一起，指导中医的养生、治疗。正如《类经》所说的"造化之机，不可无生，亦不可无制。无生则发育无由，无制则亢而为害，必须生中有制，制中有生，才能运行不息，相反相成"。

中医之道正是传承《易经》之道，是从宏观角度来解读人，站在天地的高度来阐述，使用的工具就是阴阳、五行二者。因为人的生命来源于天，是天地运行交感的产物；而且天地之间的万物是以人最为尊贵；所以人就是一个小天地，与自然界这个大天地息息相通，人体的组织器官、心理和生理活动都与天地的运行相适应，人来源于自然界，又受制于自然界。人尽管能主宰自己的心理和生理活动，但又必须与天地及万物的活动保持相适应，才能维持人的健康，这就是"天人合一"的根本所在。

具体到对生命的认识，是把生命功能作为对象主体来看待生命现象，更多关注的是人体的生命功能，而不仅仅关注作为生命载体的人体结构。生命与宇宙的阴阳之气及所化生五行之气密切相关，孙思邈的《备急千金要方》记载的胎儿孕育过程，就是这种学术思想的充分体现。"妊娠一月名始胚……是谓才正。妊娠二月名始膏……是为胎始结。妊娠三月，名始胎。妊娠四月，始受水精，……四月之时，儿六腑顺成。妊娠五月，始受火精……五月之时，儿四肢皆成。妊娠六月，始受金精……六月之时，儿口目皆成。妊娠七月，始受木精……七月之时，儿皮毛已成。妊娠八月，始受土精……八月之时，儿九窍皆成。妊娠九月，始受石精……九月之时，儿脉续缕皆成……妊娠十月，五脏俱备，六腑齐通，纳天地气于丹田，故使关节，人神皆备，但俟时而生"[①]。

通过以上记录我们可以知道，胎儿的孕育是按照水、火、金、木、土的相克顺序而接受五行之精气，生成脏腑组织，然后再纳月华（石精）等天地之精气于丹田，衍生后天之形气而人神皆备，最后日满即产。这是从宇宙间的阴阳、五行之气立论，阐述人的生命功

---

① 孙思邈. 千金方[M]. 北京：中国言实出版社，2013：29-35.

能。以"远取诸物，近取诸身"的观察方法，以"藏于内象于外"的思辨方式，形成的"藏象学说"就是中医的核心所在，这就是中医之道。

天地之间，流行者气，万物之中，变化者阴阳，随着阳气的生长化收藏的变化，而形成了春夏长夏秋冬五行变化之道，而生命之道就是要符合阴阳五行整体运行平衡的原则。所以《素问·生气通天论》说"生之本，本于阴阳"，《素问·天元纪大论》说"夫五运阴阳者，天地之道也，万物之纲纪，变化之父母，生杀之本始，神明之府也。治病必求于本"。这个"本"就是中医之道，就是人体生命过程根本之"道"，就是阴阳五行之道。

中医之道就在于顺应天地自然之道，调节人的整体来调和阴阳，巧妙运用摄生之道、审机辨治之道、方药针灸等传统疗法之道等法则、规律和方法，使神气形相合，阴阳之气升降出入协调，实现生命的整体动态平衡，"阴平阳秘，精神乃治"——这就是中医之道的奇妙之处。

为医者掌握了中医之道，就能从身国一体论出发：天下即人身，人身即国家。因而便有"上医治国、中医治人、下医治病"之说；有"不为良相，便为良医"之志，张仲景在《伤寒杂病论·序》中说"上以疗君亲之疾，下以救贫贱之厄，中以保身长全，以养其生"就是大医之道矣；故中医不单言"治病"，而言悬壶济世。

为人者知道了中医之道，就会明白"是故圣人不治已病治未病，不治已乱治未乱，此之谓也。夫病已成而后药之，乱已成而后治之，譬犹渴而穿井，斗而铸锥，不亦晚乎！"(《素问·四气调神大论》) 是真理，从而顺应四季，调节生命活动，遵循人体机能：在春则人气生升，夏则人气长盛，秋则人气收肃，冬则人气固藏等，周年变化，顺应这个规律即"法于阴阳，和于术数，饮食有节，起居有常，不妄作劳，故能形与神俱"，能够"是以志闲而少欲，心安而不惧，形劳而不倦，气从以顺，各从其欲，皆得所愿。故美其食，任其服，乐其俗，高下不相慕，其民故曰朴"，达到"而尽终其天年，度百岁乃去"的健康长寿目标，这就是健康之道。

在近现代随着西方文化进入我国，特别是西方医学以创新的理念与精密仪器引领人们一步步走向微观，当细胞与染色体被呈现在人们眼前，人体的功能被具体的数据所划定，脏器的构成由图像显示时，西医就牢牢地捕获了国人的心。其实当西方科学不断向物质的微观层面探求时，就已经偏离了方向，而不再是研究人恒动的生命现象，而是无生命的机体、无限的微观分析了。

中医的产生与形成，是数千年农业文明的结晶，没有类似于现代技术的东西作为支撑。尽管相传有极少数修行者（真人、至人等）能够通过自我修炼，感知人从胎儿发育到人体的构成，能够看到人体脏器、经络、血脉和运行的气血等，但却是大多数人无法企及的。所以只有"远取诸物，近取诸身"，站在天地这个巨大系统来研究人，从人与整个的自然环境都要顺从天道循环这个规律的共性，形成了"天人合一"观；从人生活在社会上，必须与整个社会融为一体才能很好地生存、生活，形成了"身国一体"论；而人自身作为一个整体，形体的脏腑、器官与精神活动必须协调达成高度统一，于是就有了"形与神俱"说。中医认为我们的目标就是要实现人与自然、人与社会、人体自身三个平衡，一切的养生与治疗都是围绕着这三个平衡：调整人和自然的平衡关系，调整人和社会的平衡关系，调整自身生理与心理、五脏六腑功能状态的平衡关系。因此中医研究的是人及人与自然、社会的相互关系，不是研究病。这就是中西医最大的不同之处。

为实现这三个平衡，中医研究的方法就必须能够横跨这三个领域——即天地人三才，因此阴阳学说、五行学说就很自然成为中医的研究方法。并由此产生了"五运六气"等认识人与自然的体系；"心神系统"、"七情学说"等认识人与社会的体系；"藏象学说"、"经络系统"等独特的认识人体体系；"望闻问切"、"脉症并治"等诊病、治病体系；"一曰治神，二曰知养身，三曰知毒药为真，四曰制砭石小大，五曰知府藏血气之诊。五法俱立，各有所先"等治疗体系；"四气五味"、"升降浮沉"、"君臣佐使"等识药组方体系。所以阴阳五行运用于人的研究，就是中医之道！中医在方法论上从显象与隐象综合，进行象思维，这是高明的！

生命的本质到底是细胞、蛋白质、DNA，还是精、气、神？或者是更高层次的道与虚呢？东方与西方谁更能接近生命奥秘呢？站在不同的角度会有不同的结论。然而中医之道，向来就有隐显之道——藏象学说，站在隐显变换的角度来看，现代技术所能检测的人的各类指标与图像，其实就是把隐态变为显态而已。因此如果我们能够把现代西方生命科学所揭示的生命物质的奥秘与中医生命哲学直指生命的功能，两者结合起来，实现互补互动，形成新的"藏象学说"，就能够真正研究清楚人，这也许是未来的中医之道。

研究中医心神学说就是要从中医之道出发，运用阴阳五行学说，顺应天地之道，揣外而司内，站在身国一体的高度，通过形与神俱的活动，来研究人的心神，构建中医心神体系，探讨其如何适应社会，协调身体机能，让人的生命活动达到高度协调统一。

人从婴儿到成人的成长过程就是由生物人变为社会人的过程。人生活在社会环境之中，社会生态变迁与人的身心健康和疾病的发生有着密切关系。社会角色、地位的不同，以及社会环境的变动不仅影响人们的心身机能，而且使疾病谱的构成也不尽相同。所以人既有自然属性，又有社会属性，而且社会成为影响生命系统的一个组成部分。因此中医将社会与人体的关系比喻为"身国一体"。

更有意思的是，中医干脆将各脏腑的功能直接用国家管理者的职位来阐述，《素问·灵兰秘典论》说：心像国家的君主，称之为君主之官，主持人的精神意识思维活动；肺犹如总理辅佐着君主，称之为相傅之官，主持一身之气而调节全身的活动，负责人体的治理；肝像将军一样的勇武，称为将军之官，人的谋略由此而出，并负责抵御外来情志的侵扰；膻中就像君主的办公机构，维护着心而接受其命令，称之为臣使之官，人的喜乐，靠它传布出来；脾和胃就像国库的官员，称之为仓廪之官，负责饮食的受纳和布化，五味的阴阳靠它们的作用而得以消化、吸收和运输；大肠是管理运送的官员，称之为传导之官，能传送食物的糟粕，使其变化为粪便排出体外；小肠称之为受盛之官，承受胃中下行的食物而进一步分化清浊，将营养物质吸收，把食物的糟粕输送给大肠；肾称之为作强之官，是生命的原动力脏器，它能够使人发挥强大力量以支持身体的功能技巧；三焦就像管理大江、大河的官员，称之为决渎之官，主持人体水液运行的通道；膀胱就像管理水库的官员，称之为州都之官，蓄藏人体津液，通过气化作用，排出尿液等废液。

因此站在身国一体的角度，想维护生命的健康，就要与社会环境相统一，从加强人的心性修养、培养合理的生活观着手，建立符合生命规律的应对社会环境模式，与社会环境达到平衡，身体就会健康，正所谓：恬惔虚无，真气从之，精神内守，病安从来。

人体是由若干脏腑、组织和器官所组成的。每个脏腑、组织和器官各有其独特的生理功能，而这些不同的功能又都是人体整体活动的一个组成部分，这就决定了人体内部的统一性。也就是说，人体各个组成部分之间，在结构上是不可分割的，在生理上是相互联系、相互支持而又相互制约的，在病理上也是相互影响的。人体的这种统一性，是以五脏为中心，配以六腑，通过经络系统"内属于腑脏，外络于肢节"的作用而实现的。

五脏代表着整个人体的五个系统，人体所有器官都可以包括在这个系统之中。人体以五脏为中心，通过经络系统，把六腑、五体、五官、九窍、四肢百骸等全身组织器官联系成有机的整体，并通过精、气、血、津液的作用，完成机体统一的机能活动；同时人体正常的生理活动一方面依靠各脏腑组织发挥自己的功能作用，另一方面则又要靠脏腑组织之间相辅相成的协同作用和相反相成的制约作用，才能维持其生理上的平衡。每个脏腑都有其各自不同的功能，但又是在整体活动下的分工合作、有机配合，这就是人体局部与整体的统一，这种脏腑组织和生理功能的统一，称为"形"。

我们知道人除了生理活动以外，还有精神、意识、心理活动，这些活动中医统称为"神"。中医的"神"包括神魂魄、意志思虑智、仁义礼智信、怒喜悲恐惊等不同层面的论述。

中医认为："形"和"神"是两个系统，这两个系统要平衡协调，形是神的物质基础，神是形的主导，神依赖形而生存，借助五脏的生理功能来发挥作用，同时又反过来影响五脏的生理功能。所以《黄帝内经》说：人的志意思虑智，能够驾驭人的精神，使人适应寒温等外在环境的变化，调和人喜怒哀乐等内在情绪。这样一来形与神的功能就能够全部都具备，人就能活到正常的寿命，达到百岁。

在认识和分析疾病时，中医学从整体出发，将重点放在局部病变引起的整体变化上，并把局部变化、整体反应和心理反应统一起来进行分析。一般来说，人体某一局部的病理变化，往往与全身的脏腑、气血、阴阳的盛衰有关。由于脏腑、组织和器官在生理、病理上的相互联系和相互影响，因而就决定了在诊治疾病时，可以通过面色、形体、舌象、脉象等外在的变化，来了解和判断其内在的病变，以做出正确的诊断，从而进行适当的治疗。

正是这样的整体思维模式，造就了中医心神学说体系的多样性和全息性，形成了多角度、多层次、多方法的调适手段，以维护人与自然、人与社会、人体自身的平衡为目标的养生、治疗体系。

第二章　中医对生命的认识

　　人，可以从生物、精神、文化与社会等各个层面来定义，或者是综合这些层面来定义。生物学上，人被分类为人科人属人种，是一种高级动物。精神层面上，人被描述为能够具备各种灵魂的概念。马克思主义哲学描述人为：人的内在生命物质本体与特定的大脑意识本体构成整体的自然人。自然人通过劳动关系构成一个完整的社会关系形成系统的外在矛盾关系，"是一切社会关系的总和"。不论是自然人还是社会人其总体都是通过人的内外矛盾关系形成自我解放的主体矛盾关系。人的自然本质是动物的进化产物，人超越自然的创造是人本身。人性就此分为自然属性和社会属性，社会属性是人的本质属性，是与其他动物的区别所在。

　　中医对生命的认识，把生命功能作为对象主体来看待，站在天人合一的高度，认为人是天地运动、阴阳交感的产物，是天地万物中带有灵性的一分子，其生长病老死都离不开天地的运行，具体如下。

一、人的中医概念

　　"夫人生于地，悬命于天，天地合气，命之曰人"；"天覆地载，万物悉备，莫贵于人"（《黄帝内经》）。就是说人乃天地运行的产物。因天地之道，先分阴阳，天体的阴精下降，地球的阳精上升，又组合为阴阳生万物的体系；具体来说就是天体中的阴精下降，地球中的阳精上升，天之阴与地之阳相遇而进行交变，形成神机与气立；于是产生了以人为代表的世间万物，人与世间万物相通相应，人生命就自然携带着天地交感后的阴阳二气。

　　就个体的生命而言，父母各自携带天地交感的阴阳二气，交合后就产生了生命个体的先天精气，二者融会贯通，形成个体自有的神机与气立，生命活动开始了。这个过程中的主导是阴阳之气，而形器（人体及其脏器）只是阴阳之气的载体，其运行生化规律则是五行学说，这就是说：从人类生命的整体而言，人的生命来源于大自然，是天地运行交感的产物；天地之间的万物以人最为尊贵；人就是一个小天地，与自然界这个大天地息息相通，人体的组织器官、心理和生理活动都与天地的运行相适应，人来源于自然界，又受制于自然界。从生命的个体而言，人主要依赖着父母的先天精气，并在胎儿的发育过程中接受天地之气的润化，所以人尽管能主宰自己的心理和生理活动，但又必须与天地及万物的活动相适应，才能维持人的健康。

　　其实，人只不过是天地万物中带有灵性的一分子。

二、胎儿发育、生长

《黄帝内经》中有"黄帝问于岐伯曰：愿闻人之始生，何气筑为基，何立而为楯，何失而死，何得而生？岐伯曰：以母为基，以父为楯；失神者死，得神者生也"。"人始生，先成精，精成而脑髓生，骨为干，脉为营，筋为刚，肉为墙，皮肤坚而毛发长，谷入于胃，脉道以通，血气乃行"。"血气已和，营卫已通，五脏已成，神气舍心，魂魄毕具，乃成为人"。

这就是说：人的生命首先是由父精母血，构成生命的先天精气；然后由先天精气来衍生成脑髓，再逐渐生骨、脉、筋、肉、皮肤、毛发、脏腑等组织器官；再者吸收营养物质，生气生血，通过经脉运行气血以滋养全身，为生命活动提供能量；最后由神魂魄入住身体，并主持着人的生理、心理活动，这样，一个完整的人才形成；同时神成了人生死的唯一标准。

人胎儿发育的全过程，最早见于《太上老君内观经》，著名的医药学家陶弘景将其引用到医学著作中。出现于唐代的《颅囟经》转录了《太上老君内观经》中胎儿发育、生长的整个过程，"叙天地大德、阴阳化功、父母交和、中成胎质……一月为胚，精血凝也；二月为胎，形兆分也；三月阳神，为三魂，动以生也；四月阴灵，为七魄，静镇形也；五月五行分脏，安神也；六月六律定腑，滋灵也；七月精开窍，通光明也；八月元神具，降真灵也；九月宫室罗布，以生人也；十月气足，万物成也"。

到了唐代，孙思邈就描述得更加具体，在《千金方》中叙述如下："妊娠一月，名始胚；……阴阳新合为胎。妊娠二月，名始膏；……二月之时，儿精成于胞里……始阴阳踞经。妊娠三月，名始胎；……为定形。妊娠四月，始受水精，以成血脉……四月之时，儿六腑顺成。妊娠五月，始受火精，以成其气……五月之时，儿四肢皆成。妊娠六月，始受金精，以成其筋……六月之时，儿口目皆成。妊娠七月，始受木精，以成其骨……七月之时，儿皮毛已成。妊娠八月，始受土精，以成肤革……八月之时，儿九窍皆成。妊娠九月，始受石精，以成皮毛，六腑百节，莫不毕备……九月之时，儿脉续缕皆成。妊娠十月，五脏俱备，六腑齐通，纳天地气于丹田，故使关节，人神皆备，但俟时而生。……妊娠一月始胚，二月始膏，三月始胞，四月形体成，五月能动，六月筋骨立，七月毛发生，八月脏腑具，九月谷气入胃，十月诸神备，日满即产矣。"

据孙思邈的描述，胎儿接受先天五行精气学说，与胎儿发展过程中所经历的四季时间结合起来，就是人先天五行偏颇的理论基础所在，也是《黄帝内经》阴阳二十五种人的分类依据所在。

综合以上论点阐述如下：

（1）人的生命首先是由携带天地阴阳二气的父亲精子和母亲卵子交感受孕，构成生命的先天精气，形成胎质，名始胚；父母阴阳新始结合为胎，在一个月内只是一个精血凝块。

（2）一个月之后即妊娠二月，名始膏；此时父母阴阳交合后的始胚交变产生的气立开始盘踞于经脉之中，胎儿之精气开始在胞宫里生成。胚胎在母亲的子宫内逐步发育，由先天精气激发，衍生成脑髓，再逐渐发育成骨、脉、筋、肉、皮肤、毛发、脏腑等组织器官，形成了胎儿雏形。

（3）在第3个月，身体定形，确立男女性别；三魂入住胎儿，主要是承担管理人的精神、心理活动的功能。

（4）在第4个月，开始接受先天精气中的水精，以生成血脉；七魄入住胎儿，主要是承担人身体的自身净化和管理身体活动；四月形体成，六腑顺成。

（5）在第5个月，开始接受先天精气中的火精，以生成人的后天形气，肝、心、脾、肺、肾五脏的发育形成，同时产生针对五脏本身生理、心理活动进行管理的神；五月能动，四肢皆成。

（6）在第6个月，开始接受先天精气中的金精，以生成人体的筋系统，随着胆、胃、大肠、小肠、膀胱、三焦六腑的发育成熟，同时产生针对六腑本身生理、心理活动管理的神；六月筋骨立，口目皆成。

（7）在第7个月，开始接受先天精气中的木精，以生成人的骨系统，眼睛、耳朵、鼻子等与外界联系的五官开始成熟，七月毛发生，此时胎儿已经成形。

（8）在第8个月，开始接受先天精气中的土精，以生成人的皮肤、肌肉系统，此时脏腑功能俱备，九窍皆成；元神降临，生理与心理均成熟。

（9）在第9个月，开始接受先天精气的月华精气，灌溉到人的皮毛、六腑百节，无处不在，此时胎儿的血脉、经络、皮肤、肌肉中的气血运行通道都已经生成。谷气入胃，进一步养育胎儿，使胎儿发育更加成熟，为生产做好充足的准备。

（10）在第10个月，五脏俱备，六腑齐通，纳天地气于丹田，故使关节，人神皆备，等待时机而生产。

在整个胎儿的孕育过程中，胎儿都是通过脐带从母体中吸收营养物质，生气生血，然后再经过胎儿自己的经脉，将气血运行到全身，为胎儿的成长提供营养与能量。

这个受孕、胎儿发育过程，与现代医学通过现代影像技术观察到的胎儿孕育过程惊人的一致，同时中医更加高明之处是准确描述了胎儿与天地自然五行精气的连通，这是西方医学和现代人体学无法比拟的。我们的先哲们是如何做到的，真令人难以置信，也间接地说明了我们的中医学历史上是很先进的。从以上孕育过程我们知道，人的正常生长必须具备以下4点：

（1）五脏六腑、血脉筋骨等脏腑组织器官发育正常，为生命提供基础支撑，是人的躯体结构，简称为"形"。

（2）血气等营养物质充足，并且运输通道顺畅无阻，为生命提供能量支撑，是人的功能结构，简称为"气"。

（3）神魂魄等主管、执行心理活动的心神，五脏六腑、血脉筋骨自身管理之神等发育良好，并能够正常履行职责，为生命提供精神支撑，是人的心理结构，简称为"神"。

（4）接受自然界五行精气的润化，形成人与自然的连通，造就了人的先天禀赋体质。

整个胎儿发展过程，都是以生命功能作为主导，受天地先天精气的制约，使形、气、神三者都能够正常发育、成长；只有形、气、神三者结构互相协调、互为作用、共同维持人的平衡，组成为有生命、有思想、能适应自然的人，才可以完成、维持正常的生理、心理活动，才能真正称为人；形、气、神三者结构相分离就意味着疾病和死亡。

三、人的基本功能

《黄帝内经》曰："人之血气精神者，所以奉生而周于性命者也；经脉者，所以行血气而营阴阳，濡筋骨，利关节者也；卫气者，所以温分肉，充皮肤，肥腠理，司开阖者也；志意者，所以御精神，收魂魄，适寒温，和喜怒者也。""五脏者，所以藏精神血气魂魄者也；六腑者，所以化水谷而行津液者也。此人之所以具受于天也，无愚智贤不肖，无以相倚也。"

具体阐述如下：

1. 血气精神是奉养身体而维持人性命的基础

《黄帝内经》曰："中焦受气，取汁变化而赤，是谓血。"血是濡养人体的营养物质，又要从脾胃吸收中得到补充，血实际上包括所有阴性（有形）的营养物质，所以有阴血之称，对人的所有脏器有营养、滋润的作用。

《黄帝内经》曰："上焦开发，宣五谷味，熏肤、充身、泽毛，若雾露之溉，是谓气。"气是维持人体功能活动的精微物质，首先要依靠先天元气的激发，然后要得到在脾胃中吸收并上输送到肺的精微物质的补充，还要依靠肺从空气中吸收到的自然界清气；实际上包括所有阳性（无形）精微物质，所以有阳气之谓，主要是为人生理、心理活动提供能量。

《黄帝内经》认为"两神相搏，合而成形，常先身生，是谓精"，精是指先天的元精，来源于父母的遗传和天地的先天五行精气，人先天的生理基因由此携带，按现在的说法，可以理解为人的遗传基因。同时先天之精也要得到后天饮食转换来的后天之精维护，是人体所有活动的原动力，并激发人的生命活动；两精一是指父亲与母亲之精气；二是指天地五行之精气；三是指父母之精与天地之精气，其相互结合就产生了人之神。

《黄帝内经》认为"两精相搏谓之神"，神是指人的元神，其主导着人心理、精神、意识活动，携带着人类的心理基因（包括意识），但又远非现代的精神、心理活动能够等同的。当然中医神的概念是一个非常复杂、重要而又有趣的概念，既有物质性更能驾驭精神。为了简单易懂，我们将其理解为人生命的象征，具体包括人生命活动的管理活动、精神活动或心理活动。

血、气、精、神四者，是人生命活动的基础，共同维护并决定着人的生命活动和健康水平，即"奉生而周于性命也"。

2. 经脉是营养运行的通道

经指经络，脉指血脉，还包括皮肤、肌肉的微细通道——腠、心神运行的使道等，统称为经脉；经脉是营养物质、精微物质和心神使役的通道，维护着血气的运行，滋养人的身体并提供人体活动的能量；将营养物质送到筋骨、关节以起到营养、润滑作用；同时保障着心神驾驭活动的正常运行。

3. 卫气御外

卫气是护卫人体之气，因卫行脉外，又为肺所主，所以充实于人体的皮肤，并且温暖肌肉、营养腠理，而主持腠理开合，达到抵御外邪、维护健康的目的。

4. 志意调内

志意是神、魂、魄、意、志等心神的简称，协调人体各项心理、生理机能以适应社会和环境、气候的变化。内则保持心态平和，恼怒不起，从而使五脏不受邪；外则适应寒温变化，以保障六腑运化水谷的消化功能的正常，实现人的健康，维护人之平衡。

5. 五脏藏精气并分工合作

五脏的功能就是贮藏精气，在胎儿时期依次接受先天五行精气、月华精气等先天真气，各自贮藏所对应的先天真气；特别是肾脏，除贮藏先天水精真气之外，还接受五脏六腑输送来的后天精气，所以被称为先天之本；脾脏则是吸收六腑运化水谷的精微物质，为人的机体活动提供营养，为仓廪之官，五味出焉，被称为后天之本；肝为藏血的脏器，主要帮助人体疲劳恢复，为将军之官，谋虑出焉，被称为罢极之本；心主持运行血液，主宰精神、心理活动，为君主之官也，神明出焉，被称为生命之本；肺主持呼吸运动，主宰气宣发肃降的运行，治理人的水液运行，为相傅之官，治节出焉，被称为气之本。同时五脏还分别有心主血脉、肺主呼吸、肝主疏泄、脾主升清、肾主作强等生理功能，它们分工合作，共同协调完成人的生命活动。

6. 六腑运化水谷而吸收营养

胃、大肠、小肠、三焦、膀胱、胆这六腑，消化、传送、吸收食物，又运行、输布津液，就像仓库一样是人体营养物质的提供源，同时能够转化糟粕，并排出体外。就是说六腑的功能是消化、吸收营养物质，排泄有害物质，给人体提供能量。

以上人的六个基本功能都为先天遗传，不管是什么人都是一样的，不会少任何一个，否则就不会成为一个正常的人，当然具体到每个人，此六个基本功能的强弱与偏颇是不尽相同的，因此不管是养生，还是治病都是要围绕这六项基本功能来进行，维护其正常运行，追求健康长寿。

四、人的生理周期

人的生理周期，在《黄帝内经》中有两种计算方法，一是《素问》的男八岁、女七岁；二是《灵枢》的男女都以十岁。两种计算方法都认为人能度百岁乃去，这说明人的正常寿命是 100 岁。然而《素问》是从生育儿女的角度，用肾气的盛和衰为依据来阐述；《灵枢》

则是从生、长、老、死的角度，用五脏和血气的盛衰为依据来阐述。对于常人而非修行者来说，《灵枢》的生理周期对人的养生、治疗更具指导意义，因此笔者据此做论述。

《灵枢》曰："人生十岁，五脏始定，血气已通，其气在下，故好走；二十岁，血气始盛肌肉方长，故好趋；三十岁，五脏大定，肌肉坚固，血脉盛满，故好步；四十岁，五脏六腑十二经脉，皆大盛以平定，腠理始疏，荣华颓落，发颁斑白，平盛不摇，故好坐；五十岁，肝气始衰，肝叶始薄，胆汁始减，目始不明；六十岁，心气始衰，若忧悲，血气懈惰，故好卧；七十岁，脾气虚，皮肤枯；八十岁，肺气衰，魄离，故言善误；九十岁，肾气焦，四脏经脉空虚；百岁，五脏皆虚，神气皆去，形骸独居而终矣。"

详细介绍如下：

人到十岁，五脏的脏气开始安定，血气的运行已经能正常通行，人的阳气一般在腰以下，所以喜欢快跑活动。

到了二十岁，血气开始旺盛，但肌肉生长还不是最佳时期，所以喜欢小跑的运动。

到了三十岁，五脏、肌肉、血脉等所有的生理器官都处于强盛时期，所以就喜欢走的运动。

到了四十岁，五脏六腑、十二经脉的功能等处于最高峰，人的阳气由下往上已经到了最高位，而血气相对流向内部，人外部的皮肤腠理开始疏松，头发出现斑白，同时人就喜欢坐着的活动了。

到了五十岁，肝之气开始出现衰退，视力减退，出现老花眼等眼睛老化征象。

到了六十岁，心之气开始出现衰退，人变得忧心忡忡，不愿外出活动，喜欢躺着。

到了七十岁，脾之气开始出现衰退，消化功能下降，皮肤变得枯燥。

到了八十岁，肺之气开始出现衰退，七魄开始失去对身体的管理，言语上也经常出现错误。

到了九十岁，肾之气开始出现衰退，因肾为先天之本，所以出现其他四脏的经脉没有先天真气的激发而变得逐渐空虚。

到了百岁，肝、心、脾、肺、肾五脏都已经虚弱，人的神气也随之减弱，逐渐与生理分离，最后剩下一个躯壳，生命结束。

《灵枢》是以人的各种生理活动为立足点，紧扣人的各种生理活动，阐述五脏和血气的强弱，并具体到人的外在表现，告诫我们要根据血气的盛衰、脏气的强弱来进行生理活动，而不能违背人的生长老死规律，进行超越生理阶段的活动，否则会适得其反，损害身体。在养生、治疗中应该要遵循、顺应生理周期来进行，不要违背生理周期强行进行不恰当的活动、治疗，顺从生理周期这个自然就是最基础的和最好的养生、治疗。

五、疾病观与长寿追求

人之所以会产生疾病，根本原因是上述的六项基本功能（正气）不足，即人的自我协调能力、平衡能力、适应能力、抗病能力下降，不能适应身体内部和外在环境的变化就会发生疾病，正所谓"邪之所凑，其气必虚"；如果正气充足，即人的各种能力强大，纵使是有病邪入侵、或遇重大生活事件和气候突变，人也可以自我调节、自我修复、驱逐病邪而不产生疾病，所以说"风雨寒热不得虚，邪不能独伤人。卒然逢疾风暴雨而不病者，盖无虚，故邪不能独伤人。此必因虚邪之风，与其身形，两虚相得，乃客其形"。"正气存内，邪不可干"（《黄帝内经》）。

至于发病的原因，《黄帝内经》从天人合一、人与自然的平衡的角度概括为"夫百病之始生也，皆生于风雨寒暑，阴阳喜怒，饮食居处，大惊卒恐"、"风寒伤形，忧恐忿怒伤气；气伤脏，乃病脏，寒伤形，乃应形；风伤筋脉，筋脉乃应。此形气外内之相应也"，后世发展为"三因学说"。

一是与自然界不协调引发的疾病，正所谓"夫百病之生也，皆生于风寒暑湿燥火，以之化之变也"（《黄帝内经》）。这就是说人们对于自然界的气候变化，如果不能适应，就会成为各种疾病的发病原因，由于来自身体之外所以称为外因。

二是人自身不能维持平衡引发的疾病，"百病生于气也，怒则气上，喜则气缓，悲则气消，恐则气下，寒则气收，炅则气泄，惊则气乱，劳则气耗，思则气结，九气不同，何病之生"（《黄帝内经》）。这就是说人的气机运行，会受到各种内外因素的影响，如果我们没有调节好，也会成为各种疾病的发病原因，由于来自身体之内，所以称为内因。

三是其他原因导致的疾病，比如先天性疾病、饮食居处、"五劳所伤：久视伤血，久卧伤气，久坐伤肉，久立伤骨，久行伤筋，是谓五劳所伤"（《黄帝内经》）等，由于不好确定来自身体之内还是之外，所以称为不内外因。

内因致病都会和心神相关，这是很自然的；然而外因致病，根据意志者，适寒温的功能，也会与心神相关；由于心神的遗传特点，不内外因致病也离不开心神的影响。因此《黄帝内经》把心神作为是否会发病的主要因素，奠定了中医心神学说在疾病预防、治疗方面的重要地位。

现代医学认为：生命的本质，在于它与非生物的区别。截至目前的科学研究，生命与非生物的区别是：生命体能够通过自身的物理感知系统，感知自身的存在，并可以根据自身的感知做出对外界环境的种种反应和行为。也就是说生命体能够适应环境，甚至改造环境以适应自身生存。同时生命的另一显著特征还在于"繁衍"，几乎没有生命体是不能进行繁衍的。因此，生命的本质，在于它的"意识"。这种生命意识，简单来说就是"自我"意识，这从现代生命的认知中也说明心神因素是疾病发生的主要因素；中医心神因素致病的主要机理是病起于过用。

中医的"心神"就是生命的本质——生命的意识。由先天之精气生成的，当胚胎形成之际，生命之心神也就产生了。心神在人身居于首要地位，唯有心神在，才能有人的一切生命活动现象。

人的生命活动概括起来可分为两大类：一类是以物质、能量代谢为主的生理性活动；另一类是精神性活动。《养老奉亲书》说"主身者神"，指的是在人体统一于整体中，起统帅和协调作用的是心神，只有在心神的统帅调节下，生命活动才表现出各脏器组织的整体特性、整体功能、整体行为、整体规律。这就是说，人的形体运动，受精神意识支配；人的精神状态，与形体功能密切相关。在同样恶劣的环境条件下，精神意志坚强的人，身心遭受的损害会比意志薄弱者轻得多。

围绕着中医的"心神"即生命的本质——生命的意识这个本原，中医建立了一整套的养生、治病方法，总的原则是天人合一，人与天地相适应并保持人体阴阳的自身平衡，概括地说就是"形与神俱，与道合真"（《黄帝内经》）。既要活到自然的寿命——度百岁，又要健全的各项生理功能；既有生命的长度，更要有生命质量的宽度；概括地说就是"尽终天年，长生久视"（《黄帝内经》）。

在整个长寿的追求过程中都是将调整心神和形体，并且追求二者的和谐、平衡作为核心和终极目标的，而且在这个过程中精气神自始至终都是主要的手段和根本所在。

第三章　中医心神的形成

中医心神建立在中医藏象学说的基础之上，心是藏象之心，包括血肉之心和神明之心两个部分，从胎儿的受孕开始，伴随着胎儿的发育、生长而逐渐成熟。

黄元御在《素灵微蕴·胎化解》中说："阴阳未判，是谓祖气。气含阴阳，则有清浊。清者浮轻而善动，浊者沉重而善静。动静之交，是曰中皇。中皇运转，阳中之阴，沉静而降，阴中之阳，浮动而升。升则成火，降则成水。水旺则精凝，火旺则神发。火位于南，水位于北。阳之升也，自东而南，在东为木。阳之在东，神未发也，而神之阳魂已具。魂藏于血，升则化神。阴之降也，自西而北，在西为金。阴之在西，精未凝也，而精之阴魄已成。魄藏于气，降而生精。升降之间，黄庭四运，土中之意在焉，是曰五神。五神既化，爰生五气，以为外卫；产五精，以为内守；结五脏，以为宫城；开五官，以为门户。肾以藏精，开窍于耳，生骨而荣发。心以藏神，开窍于舌，生脉而荣色。肝以藏魂，开窍于目，生筋而荣爪。肺以藏魄，开窍于鼻，生皮而荣毛。脾以藏意，开窍于口，生肉而荣唇，气以煦之，血以濡之，日迁月化，潜滋默长，形完气足，十月而生，乃成为人。"

将《颅囟经》中关于胎儿在母腹中发育的全过程的记录，结合《千金方》的描述，与现代四维成像技术下的胎儿发育过程进行对比，区别如表 3-1 所示。

表 3-1　《颅囟经》与四维成像关于胎儿在母腹中发育全过程的对比

发育阶段	《颅囟经》	四维成像
1 个月	一月为胚，精血凝也。	卵子与精子结合成的受精卵在受精后 7～12 天着床，胎儿暂时被称为胎芽，第 3 周末的胚芽，用肉眼可见。
2 个月	二月为胎，形兆分也。	神经系统、血液循环器官的原型几乎都已经出现，肝脏也有了进一步的发育。脐带也从这个时期开始慢慢形成。心脏已经形成。
3 个月	三月阳神，为三魂，动以生也；为定形。	前 2 周，从小海马发育成小婴孩，从胚胎期进入胎儿期；后 2 周，快速生长，进入到精雕细琢的实质性成长阶段，外生殖器发育。
4 个月	四月阴灵，为七魄，静镇形也，始受水精。	五脏发育俱全，五官已经清晰可辨，感知觉也发育成熟，对外界的反应也变得敏感起来，开始了呼吸运动。
5 个月	五月五行分脏，安神也。始受火精。	进入精雕细琢期。声带开始发育，有吞咽、排尿功能，肺内充满了液体，能够听到母亲的心跳声，以及血液的流淌声。
6 个月	六月六律定腑，滋灵也。始受金精。	胎儿体重开始大幅度地增加，各器官均已发育，皮下脂肪开始沉积，眉毛和眼睑清晰可见。
7 个月	七月精开窍，通光明也。始受木精。	内耳与大脑发生联系的神经通路已接通；视网膜已经形成，眼睛可以半张开；大脑皮质已很发达，开始能分辨母亲和外界的声音，有情绪反应；有了浅浅的呼吸和很微弱的吸吮力，四肢运动良好。

续表

发育阶段	《颅囟经》	四维成像
8个月	八月元神具,降真灵也。始受土精。	胎儿日渐长大,骨骼更为强健,已可听到母体外的声音。若在这时候出生,出生后加强护理可以存活。
9个月	九月宫室罗布,以生人也;始受月华。	怀孕九个月的时候胎儿各系统发育较完善,生存能力较强,此时的早产儿较易存活。
10个月	十月气足,万物成也。	

从以上的对比和描述我们可以得出以下结论:中医对胎儿发育过程记录与现代四维成像技术记录是惊人吻合的,我们通过上述心神在胎儿发育各阶段的体现,来谈谈中医心神的形成。

一、三　　魂

"三月阳神,为三魂,动以生也";在第 3 个月,阳神入住胎儿,称为三魂,其主要作用是促进胎儿的生长和主持人的生命,即"动以生也";承担起管理人精神、心理活动的职责。

四维成像技术探明:在第 2 个月时胎儿神经系统、血液循环器官的原型几乎都已经出现,肝脏有了进一步的发育。脐带也从这个时期开始慢慢形成,心脏已经形成。

这个发育过程充分说明肝脏的发育为"肝藏魂"提供了生理基础,而"神经系统、血液循环器官"既是"三魂"的生理基础,但其的成熟过程三魂又参与在其中。有意思的是心脏在第 2 个月形成,而中医的心神从第 3 个月才开始入住,这正是《灵枢》"神气舍心"的生理基础所在!

在第 3 个月前 2 周,从"小海马"发育成一个小婴孩,从胚胎期进入胎儿期;后 2 周快速生长,进入到精雕细琢的实质性成长阶段了,而"三魂动以生"正好是促进实质性成长的写照。

二、七　　魄

"四月阴灵,为七魄,静镇形也";到了第 4 个月阴灵产生于胎儿,称为七魄,其主要作用是管理胎儿的形体即"静镇形也";承担管理人身体自身的净化和身体活动的责任。

四维成像技术探明:在第 4 个月时,胎儿五脏发育俱全了,五官已经清晰可辨,感知觉也发育成熟,对外界的反应也变得敏感起来,开始了呼吸运动。五脏发育俱全了,就需要形体自身的管理系统了,以协调整个身体的成长,这就是"七魄,静镇形"的来源。

由于五脏发育俱全了,身体的自我管理就开始了,因此需要能量的支撑,接受先天五行精气的润化就顺其自然地开始了。所以"妊娠四月，始受水精"；"天一生水，地六成之"，水之言润，因此人首先接受五行精气的水精之气润化。

三、五 脏 神

"五月五行分藏，安神也"；到了第 5 个月，随着肝、心、脾、肺、肾五脏形体上的发育完善，同时产生了针对五脏本身生理、心理活动进行管理的神，即"安神也"。

四维成像技术探明：在第 4 个月时胎儿五脏发育俱全了，五脏自身需要管理，这就是"五行分脏，安神也"的需求所在。五脏神的产生，为第 5 个月时胎儿成长进入精雕细琢期、人各个脏器的进一步完善，提供了更为精细的分工管理，而且还需协调与其他脏器的分工，以及应对外在的反应。

"妊娠五月，始受火精"；"地二生火，天七成之"，火之言化，所以接受五行精气的火精之气润化，激发和促使五脏神的形成。

四、六 腑 神

"六月六律定腑，滋灵也"；到了第 6 个月，胆、胃、大肠、小肠、膀胱、三焦六腑形体上发育完善，而六腑为身体提供大量的营养物质，是谓滋养；同时又协调身体生理、心理活动的管理，是谓神灵；二者合起来即"六律定腑，滋灵也"。

四维成像技术探明：在第 6 个月时胎儿各器官均已发育，同时胎儿体重开始大幅度增加，说明六腑是提供营养物质的系统，为滋养之所在，是六律定腑，"滋"之所在；而在第 6 个月眉毛和眼睑清晰可见，又正是"灵"之所在。

"妊娠六月，始受金精"；"地四生金，地九成之"，金之言禁，接受五行精气的金精之气润化，激发和帮助魄管理六腑。

五、窍 神

"七月精开窍，通光明也"；到了第 7 个月，眼睛、耳朵、鼻子等与外界联系的五官开始成熟，可以与外界相通，做好了出生的形体上的准备，即通光明也。

四维成像技术探明：在第 7 个月时胎儿内耳与大脑发生联系的神经通路已接通；视网膜已经形成，眼睛可以半张开；大脑皮质已很发达，开始能分辨母亲和外界的声音，有情绪反应；说明身体已经具备对外沟通能力，做好了出生的身体准备，正说明了"七月精开窍，通光明也"的合理性。

"妊娠七月，始受木精"；"天三生木，地八成之"，木之言触，冒也，所以接受五行精气的木精之气润化，激发和促使窍神连通人体内外。

六、元　神　具

"八月元神具，降真灵也"；到了第 8 个月，元神降临，即降真灵也；胎儿达到了形神俱备的条件，此时出生也可以存活了。

《灵枢》说："神气舍心、魂魄备具，乃为成人。"神魂魄的完整性是人成熟的标志，只有神魂魄功能完备，才可能生存，正所谓"八月元神具，降真灵也"。

四维成像技术探明：在第 8 个月时胎儿日渐长大，骨骼更为强健，已可听到母体外的声音。这和《颅囟经》的记录是完全一致的。

"妊娠八月，始受土精"；"天五生土，地十成之"，土之言吐，接受五行精气的土精之气润化，而迎接元神的降临，化生万物。胎儿到了 8 个月，接受自然界的五行精气全部完成，五行之精气充沛，此时出生，加强护理，胎儿可以存活。

综合以上论述，我们可以得到这样的结论：

一是中医的心神是在胎儿的发育过程中逐渐形成的，而且形成的方式方法均有不同，主要有入住和自生两种方式，其入住为先天心神，自生为后天心神；并且在不同的时间段内形成的心神功能不同，但总的原则都是随着胎儿的逐渐成形而发展逐渐完善的；首先是先天之神的魂魄入住，激发、管理胎儿；然后是后天之五脏神、六腑神、窍神等自生；最终由先天之神的元神入住而激活生命。

二是中医的心神是有物质基础的，一方面接受自然界的五行精气之润化，另一方面与心、肝等脏腑、组织器官的发育成熟息息相关，从西医来说与人体的神经系统、血液循环器官、内耳与大脑发生联系的神经通路、视网膜、大脑皮质、脏器等物质有紧密联系。

三是中医的心神不但管理精神、心理活动，还同时管理身体脏器的生理活动；更有意思的是中医心神虽然管理脏器的生理活动，但其要发挥作用又必须依靠脏器的生理活动进行。

四是中医的心神层次分明，有神（元神具，降真灵也）、魂（阳神，为三魂，动以生也）、魄（阴灵，为七魄，静镇形也）、五脏神（五行分脏，安神也）、六腑神（六律定腑，滋灵也）、窍神（精开窍，通光明也）等不同层次的心神，其功能与作用既各有分工，但又在神（元神）的统领下协调一体，形成了一个完整的中医心神系统。

从胎儿心神的发育生长着手，建立完整的中医心神学说，将是中西医共同研究心神学说的一个很好途径。

第四章　心神的基本概念

关于中医心神的基本概念，《灵枢·本神》中论述最为全面："天之在我者德也，地之在我者气也，德流气薄而生者也。故生之来谓之精，两精相搏谓之神，随神往来者谓之魂，并精而出入者谓之魄，所以任物者谓之心，心有所忆谓之意，意之所存谓之志，因志而存变谓之思，因思而远慕谓之虑，因虑而处物谓之智。"这是中医学最完整的论述。因此我们以此为基础，结合《颅囟经》的转录等来阐述心神的基本概念：

"天之在我者德也，地之在我者气也。德流气薄而生者也"。乃天德为阳，成人之性；地气属阴，赋人之形（命），德流气薄，即天德以天之阴如雨露般下洒，地气以地之阳而氤氲上升，德气相合而成人，所以说"天地合气，命之曰人"，是论人之由来。

"精"承载天地之气，携带父母之遗传基因而生人，"故生之来谓之精"；男女交媾，和合生神，故"两精相搏谓之神"。

"魂"受神所辖制，并代神行事，故"随神往来者谓之魂"，说明神与魂的关系十分密切，魂在神的指挥下反应，亦步亦趋，心神为魂之统领，神清则魂守，神昏则魂荡。

而"人始生，先成精"，由此可以认为魄是指与生俱来的某些本能活动，故"并精而出入者谓之魄"。

"所以任物者谓之心"，有很多种说法和解释，我们认为关键要认识清楚"任物者"之"物"是什么？只要与《灵枢·天年》中"神气舍心，魂魄毕俱，乃为成人"合在一起分析，就会清楚地知道这个"物"就是"神"，张志聪注曰："心为君主之官，神明出焉，天地之万物，皆吾心之所任。"然后再结合《颅囟经》中"八月元神具，降真灵也"就更加清楚无误了。这一段讨论了人之神与魂、魄为先天所遗传，而神藏之于心。正因为"神"藏于心，所以称为"心神"。

"心有所忆谓之意；意之所存谓之志；因志而存变谓之思；因思而远慕谓之虑；因虑而处物谓之智"。这一段论述了人出生之后所开始的心神活动——"神之用"。第一，意、志、思、虑、智五者都是由心所主导的；第二，此五者层层递进，前一层为形成后一层的基础，后一层是前一层进化结果；根据五行，意属脾、志属肾、思属心、虑属肺、智属肝；而意、志、思、虑、智五者以五行相克之顺序依次相生，正是所谓恩生于害也；第三，从意到智是人的思维模式，这与现代心理学的思维模式高度契合（详细内容见后面的阐述）；第四，此五者是"忆"的产物，结合"神气舍心"来看，"忆"的对象是"神"，也就是说此五者都是出自"神"的运用。"意"是对天地万物万事的反应，"意"的反应模式首先从心所藏的"神"之中提取记忆，进行思维活动，故"心有所忆谓之意"。志、思、虑、智是逐步形成的思维活动。张志聪注曰"此皆心神之运用"，此段是论心神之用。

一、神

神，既是中医学的概念，更是中国传统文化的概念。在传统文化中"神"是指调控宇宙万物发生发展变化的一种力量，是宇宙的主宰及规律。如《素问·阴阳应象大论》曰："天地之动静，神明为之纲纪，故能生长收藏，终而复始。"再如《周易·系辞上》曰："阴阳不测谓之神。"中医学的"神"，是关于人体生命的认识，是研究人体之"神"的概念、生成、作用及其与脏腑、精气血相互关系的理论，本书所讨论的"神"都是指中医学之"神"。

"神"是人体生命活动的主宰及其外在总体表现的统称。分为广义和狭义：广义的神，是一切生理活动、心理活动的主宰。又包括了生命活动外在的体现和狭义的神；《素问·移精变气论》所说的"得神者昌，失神者亡"，即指广义之神。常表现为人的意识、形象、面色、眼神、言语、应答、形体动态等活动。狭义之神是指精神、意识、思维活动和具体之神，如脏腑之神、齿神、喉神等。曰：心藏神是指心有主宰生命活动和主宰意识、思维、情志等精神活动的功能。

"神"为会意兼形声，从示从申，申亦声。"申"本义为"曲展"、"交媾"、"生殖"；"示"指"祭祀"、"先人序列"，"示"与"申"联合起来表示"繁育众庶的先人"，就是说"神"与生俱来，并携带先人的基因，所以《说文解字》云："神，天神引出万物者也"。中医心神生成的过程充分阐明了这一观点。

杨上善[1]注曰："即前两精相抟，共成一形，一形之中，灵者谓之神者也，斯乃身之微也。问曰：谓之神者，未知于此精中始生？未知先有今来？答曰：按此《黄帝内经》但有神伤、神去，并无神灭之言，是知来者，非同始生也。"

因此"神"是随着父精母血先天所携带而来，包含了人类进化的基因、父母的心神基因等，这些先天遗传与胎儿发育成长的过程，造就了人的心神体系，并决定或产生了人先天性的心神活动方式，所以《灵枢》称之为"本神"。

综合上述，"神"至少包含了以下几个层次的意义：

一是"神"乃先天所携带来的，这与现代心理学意识是可遗传的观点十分吻合。

二是"神"处于身体之内，为心所藏。

三是"神"见于外有象显现，而又能把握、处理、决定人的身外事。

《素问·灵兰秘典论》说："心者，君主之官，神明出焉。"心主藏神，包括了广义之神和狭义之神。人体的脏腑、经络、形体、官窍各有不同的生理活动，但必须在心神的主宰下各种生理功能才能协调统一，共同完成整体的生命活动。所以《灵枢·邪客》称："心者，五脏六腑之大主也，精神之所舍也。"心神正常，人体脏腑形体官窍的各项功能活动有所主，并相互协调，此合作，则身体安泰。反之人体各部分功能失去心之主宰协调，则功能失调，疾病由生。同时，心能够接受外界事物和各种信息并及时做出反应，而有意识、

---

[1] 出自《黄帝内经太素》。

思维、情志的不同活动，"积神于心，以知往今"，就是心主神明正常；则神志清晰、思维敏捷、反应灵敏、七情调和、寤寐正常。心主藏神的功能主要依赖心血、心阴对心神的濡养及心气、心阳的推动与温煦。如果心之气血阴阳失调，则心神失养，可见多种神志失常的病变。

由于"神"作用的多层次性，其概念自然成为一个很宽泛的概念，有广义和狭义之分，在中医药的著作中还有形容词的用法，因此带来了很多歧义，甚至是混乱，基于这种现状，我们企求以具体的名称来尽量厘清各个概念，也就是说将神定位为广义的神；狭义的神尽量不再以"神"来统称，而是使用具体的名称，阐述如下。

（一）元神

关于元神，在道家的丹道修炼典籍中论述较详，为古代内丹家在炼养实践中体验总结而成，是指与生俱来的禀受于先天的神气，为先天之性，又称"元性"、"真性"，不是思虑之神。《颅囟经》中已经将元神之名引入到中医学之中了。

《黄帝内经》无"元神"之名，但《灵枢·本神》说："生之来，谓之精，两精相搏谓之神。"又在《灵枢·天年》说："血气已和，荣卫已通，五脏已成。神气舍心，魂魄毕具，乃成为人。"这就是说父母媾精结胎成形之后，神气舍心才启动生命。此神为出生前尚未被后天所染之神，据此特性当指元神。再结合《颅囟经》"八月元神具，降真灵也"。因此我们认为"神气舍心"之"神气"就是"元神"之实！正如《性命圭旨全书》所说："父母媾精之后，一点灵光……元从太虚中来者，我之元神也。"当然站在修炼丹道的角度，这个"元神"是后天之神，而中医研究的对象正是后天的生命活动、疾病发生、养生治病的学说，为修炼之基础，因此元神在中医学中是一个先天之神的概念。

"元，始也"（《尔雅·释诂》），元神就是人体初生之神，从"八月元神具"来看，是胎儿成形后入住的，与生俱来，生命活动必须依靠"元神"的启动、激发，人才能灵动起来，所以说"降真灵也"，说明其主宰人体生命活动，是元神的高级层次，其作用包括了生理层次、心理层次和整体协调三方面。

生理层次："神气舍心"、"心者，五脏六腑之大主"（《灵枢·邪客》），"五脏之道，皆出于经隧"（《素问·调经论》）。元神通过"心主血脉"的功能来驾驭精气，实现对人体生命活动的主宰作用，同时元神驾驭精气通过经络来激发各脏腑的功能、人体卫外功能、自我修复功能等。

心理层次：元神对心神的调节通过"五脏神"系统来发挥作用。其中包括了促进五脏神心理的活动形成和对五脏神进行统一管理两种作用。还通过心神使道来役使其他心神，达到协调统一。

整体协调：主要体现于元神为天人相应的途径之一，通过元神，元气与天地之气相通，使机体能适应外界环境变化，"生气通天，惟赖乎此"（《景岳全书·传忠录·阴阳》）。总体看来，元神通过对人体生理、心理上的整体调节，达到身心协调统一、预防疾病的效果。正如《素问·上古天真论》曰："恬惔虚无，真气从之，精神内守，病安从来？"

综合这三个层次，元神作用一是人心神系统的启动、激发，即"降真灵也"，决定了胎儿是否可以成活；二是决定能否成为心智正常的人，之后统率所有"神"共同完成人的心神活动；三是决定怎样做人，即决定着人道德、精神、意识、追求等神志活动的方向，按现代的话来说就是人生观、世界观、价值观等由元神所决定。

《中医心理学临床研究》认为："'元神'似有几大特点：①它是先天的，与生俱来的，有了它，便有生命；元神离去，生命旋即终止。②它不受意识等支配，可自主地发挥作用。③元神在于脑中，而非心中。李时珍《本草纲目》有'脑为元神之府'。④元神时时在发挥作用，是生命活动的主宰，其健全则'直气自升，真息自定'，'独我自主'。基于上述特征，结合对大脑结构特点的现代了解，我们似有理由认定'元神'是古代医贤对大脑皮层下调控内脏活动的各级生命中枢功能的一种粗略的把握，它包括进化层次较低的内侧皮层（主要是边缘系统）以及层次更低的下丘脑、脑干等结构中部分调控作用在内。"[①]

这个论述，其实是没有弄清楚先天与后天的异同所在。《太上老君内观经》中记载："太一帝君在头，曰泥丸君，总众神也。照生识神，人之魂也。司命处心，纳生元也。无英居左，制三魂也。白元居右，拘七魄也。心者，禁也，一身之主。心能禁制，使形神不邪也。心则神也，变化不测，故无定形。所以五脏藏五神，魂在肝，魄在肺，精在肾，志在脾，神在心，所以字殊，随处名也。"太一帝宫总领诸神，是先天的；心为禁制，乃诸神之主，是后天的。所以道家元神多是指先天的，中医元神是后天的，后天元神才是中医研究的对象。

关于元神之府大多数人借鉴了道家的观点，比如李时珍就说"脑为元神之府"，其实这是不明白中医元神与道家元神的异同所致。道家元神的功能有二，一是调节作用，二是化生作用。中医的元神侧重于生命活动与身体机能的激发、推动、维护，是后天生命的守护神，所以中医元神藏于心；道家元神则侧重于修炼，把元神及元精、元气当作"内药"，通过内丹术的修炼，把元神、元气、元精混为一体，形成"内丹"，注重的是进行自我调节。另外，道家也认为元神有化生识神和诸身神的作用。所以道家元神要统率百神，而居于脑，因此二者的区别是先后天之异。

（二）神明

"神明"一词，在《黄帝内经》中共有16处，其中《素问》14处、《灵枢》2处。《素问·灵兰秘典论》曰："心者，君主之官也，神明出焉。"后世以此为据，将其进行概括，以"心主神明"论述心所具有的生理功能。对"神明"的内涵解释为精神活动，以心为精神活动之主宰。然而这个心主神明的解释，却有很大的曲解！主要是把神明二字片面解释为精神意识。

要认识清楚，就一定要明白"神明"是一个词组，是"神"与"明"两个词！《辞海》对神明的定义：①旧指神祇，也专指日神；②无所不知，如神之明；③人的精神；④汉朝一处宫廷建筑。

---

① 出自《中医心理学临床研究》。

何谓"神"？第一个解释是"神灵"，包含了生命活动的含义；第二个解释就是像神一样的生命现象。

何谓"明"？明是形容词，形容一种性状，一种现象。"日月相合则为明"，明者，日月之光辉，阴阳之有序；明亮、清晰之谓，彰明显示之义。"神明"，是神概念的动态延伸，具体而言，神明二字是说神的生命活动的外在表现。"神明"一词，在《素问·阴阳应象大论》和《素问·移精变气论》中都有十分精确的阐述。《素问·阴阳应象大论》曰："阴阳者，天地之道也，万物之纲纪，变化之父母，生杀之本始，神明之府也，治病必求于本。"《内经讲义》对神明的解释为："指自然万物运动变化的内在动力。"[①]指的是生命运动变化（即状态）之规律，所以强调"治病必求于本"。"神明"指的是生命表现的健康状态，绝不仅仅是思维意识活动，而是指人体的生命活动和精神意识。

《黄帝四经》认为："道者，神明之原也。神明者，处于度之内而见于度之外者也。处于度之内者，不言而信；见于度之外者，言而不可易也。处于度之内者，静而不可移也；见于度之外者，动而不可化也。静而不移，动而不化，故曰神。神明者，见知之稽也。"

笔者认为对"神明"比较全面的解释是，第一，"道"是神明的原动力、源头，说明神是由天地运行、父母而带来的，不是虚无缥缈的；第二，神处于人体之内，静而不移，说明神为先天所传不能离开人体；第三，神的征象在外可见，动而不化，说明从人的外部征象可以查验到神的活动，但不能从外面进行改变。所以神是可以查验到的，有活动征象的，而不是无迹可寻的。

综合上述，我们认为："心主神明"之"神明"指的是人的健康状态，是生命功能的整体描述，在身体内部指"形神兼备"的生命功能——藏，在身体的外部指生命功能在形体上的各种表现形式——象；藏象相合成为了神明。

所以"心主神明"就是说：心是人体的君主，它发号施令，管理人体的生命功能，作为生命的主宰，并含有作用神妙彰明之义，所以才说心者生命之本也。

（三）五藏神

五藏神在《素问·宣明五气》中是这样论述的："心藏神，肺藏魄，肝藏魂，脾藏意，肾藏志；是谓五脏所藏。"而在《灵枢·本神》进一步注释为"血、脉、营、气、精、神，此五脏之所藏也。肝藏血，血舍魂，脾藏营，营舍意，心藏脉，脉舍神，肺藏气，气舍魄，肾藏精，精舍志"。

"藏"字具有隐匿、储存、收藏、隐蔽性地居于某一地方的意思，与"心为神宅"之"宅"含义基本相通，是根据心、肝、肺、脾、肾的生理功能特点和五藏神履行职责所需要的生理功能而寄住于五脏。五脏所藏神分别为神、魂、魄、意、志，合称为五藏神。因为是寄住，并借助五脏功能而发挥作用，所以曰藏神！

从胎儿的发育过程来看，"五藏神"主要是指五脏所藏之神，即"三月阳神"、"四月

---

① 程士德. 内经讲义[M]. 上海：上海科学技术出版社，2009：21.

阴神"、"八月元神"等。然而有意思的是"意"与"志"在《颅囟经》转录中没有论述,我们据此大胆推断:"意"与"志"是"八月元神,降真灵"后产生的活动,是"心有所忆"的产物,产生后寄住于脾与肾。

关于五藏神的各个具体概念,分别见于本书各章节,故此处不复述。

(四)五脏神

"五脏神"是指五脏本身具有的神,为"五月,五行分脏,各安其神",随着胎儿形成与发育过程中五脏逐渐形成,五脏本身的神也开始形成。

关于五脏神,《黄帝内经》无其名,但我们认为有其实。即:

《素问·阴阳应象大论》"人有五脏,化五气,以生喜怒悲忧恐"之"五气",这就是"五脏神"之实。关于"五气"论述,我们认为至少有以下几层意思:一是"人有五藏"之"藏"字,其义同现代的"脏"字即是"五脏";二是"化"字,指五气由五脏所化生,其字义与前面的"五脏所藏"之"藏"字义显然不同;三是"生"字,是产生之意,一个"生"字说明"喜怒悲忧恐"是由"五气"所产生的五志活动。

根据以上三层意思,我们完全有理由相信这个"五气"与"五藏神"不相同,应该是还有另外的"神"存在。那么是什么神呢?通过对同源异流的道医学进行研究,发现道医学认为人的五脏都有三个以上的"神",且有很多不同的名字,为便于研究、运用与归纳,我们认为很有必要借助道医学观点;而"藏"一字二义,所以我们提出了"五脏神"的概念,而且认为还分为"五脏阴神"与"五脏阳神"。

阴阳平衡时则为动态健康,阴胜于阳则出现衰弱和疾病。阳胜于阴则亦转阳归于一时,则长生。"五脏阴神"和"五脏阳神"的相互作用,就产生了心理需求,形成了中医的我;完成了人心神活动的整体协调。

(五)六腑神

六腑神即胆、胃、大肠、小肠、膀胱、三焦之神,是胎儿到了第6个月随着胆、胃、大肠、小肠、膀胱、三焦六腑形体上的发育完善而产生的。一方面为身体提供大量的营养物质,是谓滋养。另一方面又协调身体生理、心理活动的管理,是谓神灵;二者合起来即"六律定腑,滋灵也"。

六腑神在《黄帝内经》没详细论述,但我们从《黄庭内景经》可以看到蛛丝马迹,"胆部之宫六府精,中有童子曜威明";"脾神还归是胃家。耽养灵根不复枯,闭塞命门保玉都。万神方昨寿有余,是谓脾建在中宫。五藏六府神明主,上合天门入明堂";所以提出了六腑神的概念。

(六)器官之神——窍神

器官之神即眼、鼻、口、舌、耳等五官九窍的神,又称为"窍神"。胎儿到了第 7

个月时眼睛、耳朵、鼻子等与外界联系的五官九窍成形了，为与外界相通，做好了出生的准备，而产生了窍神，其主要作用就是与外界进行连通，正所谓"七月精开窍，通光明也"。

器官之神在《黄帝内经》中也没详细论述，但我们从《黄庭内景经》中可以看到明确的记载："发神苍华字太元，脑神精根字泥丸，眼神明上字英玄，鼻神玉垄字灵坚，耳神空闲字幽田，舌神通命字正伦，齿神峭锋字罗千。"其提出了窍神的概念。

二、魂　魄

魂魄是中医心神学中最核心、最有趣、最难掌握的概念。魂魄两字，在古天文用语中，很早就在应用。魂，指月亮的光；魄，指月亮本体。古人早已发现月亮本身没有光，月亮的光是由日光反射得来，所以月光称为魂，月体称为魄。《尚书·周书·武成》有，正月初二，夜空不见月光，但接近魂消光生之上弦（光指日光）；每月望日后（即十六）明渐消而魄生（明也指日光）。故魂魄乃天文用语，它的本义并不是什么宗教观念；只是因为后来有人把"魂魄"用来说明人死后的情况，才衍生出带有宗教的观念。而王充在《论衡》里指出"神者申也"，表示起点；"鬼者归也"，表示终点。

《黄帝外经·命根养生》有这样的记载："岐伯曰，人生天地之中，不能与天地并久者，不体天地之道也。天锡人以长生之命，地锡人以长生之根。天地锡人以命根者，父母子之也。合父母之精，以生人之身，则精即人之命根也。魂魄藏于精之中，魂属阳，魄属阴，魂趋生，魄趋死。夫魂魄皆神也。凡人皆有神，内存则生，外游则死。魂最善游，由于心之不寂也。"[1]就是说魂魄只是生命活动的表现形式，有趋生与趋死的不同功能，存在于人体之中，为人的生命现象。

道家认为：从天体来看，是天魂地魄，精气使然；从地球来看，是日魂月魄，形气使然；从人体来看，是三魂七魄，杂气使然。因此中医研究的"魂魄"是天地之阳精、阴精与父母形气交变之后，杂气使然的三魂七魄。

《颅囟经》转录"三月阳神，为三魂，动以生也"、"四月阴灵，为七魄，静镇形也"，说的是魂魄入住人体的时间与作用。

《灵枢·本神》说："随神往来者谓之魂，并精而出入者谓之魄。"说的是魂魄的定性与内在联系；所以杨上善注曰："魂者，神之别灵也，故随神往来，[藏于]肝，名曰魂。……魄，亦神之别灵也，并精出此而入彼，谓为魄也。"

《左传·昭公七年》曰："人生始化曰魄。既生魄，阳曰魂。用物精多，则魂魄强。"说的是魂魄的共同特点与差异。孔颖达疏："魂魄，神灵之名。本从形气而有。形气既殊，魂魄各异。"表达了多层含义：①魂与魄都是与生俱来，皆基于形和气，自然形成。②魂魄与形体机能强弱有关，遗传或禀赋不同，可造成魂魄有异。亦即有着某种遗传特质。③"用物精多，则魂魄强"，它们还有着后天习得性差别。这些，可看作是魂魄共有的基

---

[1] 出自陈士铎的《外经微言》。

本特点。

魂魄虽时常并称，有着一些共性特点，但又有不同，属于两类既有联系但本质上又有区别的心神活动。在传统认识中常以阴阳动静做出区分。《左传》即提到"魂阳而魄阴，魂动而魄静"[①]。从心神的形成我们知道三魂在胎儿时期，其主要作用是促进胎儿的生长和主持人的生命，即"动以生也"；成人后承担起管理人精神、心理活动的职责；七魄在胎儿时期主要作用是管理胎儿的形体即"静镇形也"，成人后承担管理人身体自身净化和身体活动的职责。

细析之，在生理情况下魂魄的活动特点各有不同。归纳各家论述，"魄"主要是指一些与生俱来、本能性的、较低级的精神活动——如新生儿啼哭、嘴触及乳头会吮吸等非条件反射性动作，以及四肢运动、耳听、目视、冷热痛痒等感知觉和一些初级记忆等。

相对于魄言，"魂"主要指一些非本能性的、较高级的精神心理活动。可以这么说，"魂"是以"魄"的活动为基础，但是比"魄"更高级的精神心理活动，类似于今人所说的思维、想象、评价、决断和情感、意志等心理活动。

（一）魂

"肝藏魂"，从自然界看，神指北斗，魂指月光，即月光是随着北斗转移而变换的，有新月、满月、上弦月、下弦月的不同状态。在人体则指伴随着心神活动而变化的各种意识活动。所以说："随神往来谓之魂。"

魂是一个独立的系统，分三魂，是人精神活动的具体实施执行者、管理者，能直接参与元神的决策，影响到生命存亡和健康品质，因藏于肝，所以肝称之为"将军之官，谋虑出焉"。既然是"肝藏魂"，那么就可以引申到人的谋略与精神面貌；同时肝和胆相互为表里，又都属于木，所以又引申到决断力与中正，因此魂是一个人的灵魂，也是一个人最根本的精神实质表现。

魂还包括了有意识的视觉活动和无意识的梦境，所谓"昼则魂游于目而为视，夜则魂归于肝而为梦"。是说白天眼睛观察一切事物引起的思维活动及睡后恍惚之中变幻游行的梦境，都属于魂的范畴；这也说明魂也是随着人的生理心理产生变化。

魂分为三魂：

（1）胎光：又称为"真魂"，通于元神，主要的作用是扶助"元神"，同时潜移默化地影响"元神"，决定着生命精神系统的德性品质高低，主持着生命的整体功能，同时主宰着人的命和运的穷通，能使人延年益寿，健康长寿，平安顺遂。

（2）爽灵：又称为"思魂"，或称为爽灵思魂。主要作用是主持精神系统的灵感、直觉等慧性思维的透发，生发仁慈柔容、尊道贵德的品质，同时主人之财禄。

（3）幽精：又称为"意魂"。主要作用是主持人们精神系统中后天智识的私欲贪念、执着妄想、仇恨邪恶，同时又管理七魄。

---

① 《左传·昭公七年》。

三魂的生理功能主要是"动以生也"，表现在对精神系统、"魄"系统的管理，以及促进人体的生命力方面。

（二）魄

魄是具体实施执行者和被动执行者，其生理功能主要是在幽精的管理下，管理、协调机体各组织器官的生理活动机能和初级的心理活动。

"肺藏魄"，肺属金，因魄藏于肺，肺又主皮毛，凡皮毛内包裹的实质东西都由存在灵感的魄起作用，而魄是伴随人体的精而活动的。所以说"并精而出入者谓之魄"、"附形之灵为魄"。"附形"就是附在身体上面的能看得见，听得到，摸得到的；而"魂"是精神层面的，是摸不着没有实体的表现的。用现代生物学的专用名词来说，魄就是指人的本能。灵感也，本能也，多是指肺中所藏的魄。所以把工作敢于负责的人称为有魄力的人；把身体强壮、精力充沛的人称为体魄健壮；把知难而进、临危不惧的人称为很有气魄的人，这应该是由此引申出来的。因藏于肺，所以称肺为"相傅之官，治节出焉"。

魄分为七魄：

（1）尸狗：主要司理形体的运动生理功能和皮肤毛发的本能性反应。

（2）伏矢：以匍伏处下式地管理着中焦、下焦的饮食与水液的运化、吸收、输布、运行与排泄作用。

（3）雀阴：主要管理肾、膀胱和生殖器相关的组织和器官，以及人的情欲和性欲，调用先天物质。

（4）容贼：管理协调上焦气化的功能，同时包容、容纳、纵容五贼在身体内大行其贼道，与盗贼为伍，藏污纳垢，搅混情尘，纵欲恣欲，迷乱心身，损害性命。

（5）非毒：主要是负担三焦系统气化功能，负担三焦系统气化功能中的受毒、解毒、排毒。

（6）除秽：与非毒的生理功能近似，都是三焦系统的生理功能，但"秽"与"毒"的定义不同。秽，一般泛指体内代谢所产生和积存的秽物秽气，妄意邪念等物质，又称为浊气、邪气。

（7）臭肺：管理协调人体上焦的功能，与心肺的敷布作用直接相关。协调鼻的功能和肺的功能，与肺结合为一体，与人的呼吸系统紧密结合，从而主管嗅识和呼吸等生理功能。

七魄的生理功能，主要是"静镇形也"，表现在身体整体系统性的层面中，所辖范围集中于六腑和三焦两大系统，调控它们的气化与气运，大都并未对某一具体器官进行深入性具体的管理，主要是粗放式的管理，而细致的管理则由各脏器本身的"五脏神"、"六腑神"来承担。

在五脏所藏神之中，魂魄是一对独特的心神，这对心神一阳一阴，共同构成生命本体基础。三魂属阳，是一个独立的系统，既是具体实施执行者，但又主管人的精神，能直接参与心为神主的决策，直接关系到生命存亡和健康品质，所以称之为"将军之官，谋虑出焉"；七魄属阴，也是一个独立的具体实施执行者，但又管理协调各脏腑组织器官的生理机能，与人的肉体相伴而生成，因此与肉体具有不可分离性，所以称之为"相傅之官，治节出焉"。

总之魂魄都属于生命活动的现象。魂是指视觉、梦觉或各个感官引起的各种意识活动；魄指的是人的本能引起的各种意识活动；一个是指人的视觉、梦想、幻想；一个是指人的本能。

三、神之用——意、志、思、虑、智

张志聪在《灵枢集注·本神第八》中说"天地之万物。皆吾心之所任。心有所忆者意也。意之所存者志也。志有所变者思也。思有所慕者虑也。虑有所处者智也。此皆心神之运用"[①]。"意、志、思、虑、智"，是把心理活动划分为五个不同的档次，分别属于五行（五脏），在中医心神学中称之为"神之用"，是思维的五部曲；有意思的是，此五者为递进性的，前者是后者心理活动的基础，后者是前者心理活动的结果。

"神之用"的管理者为心，即"所以任物者谓之心"，杨上善注曰："物，万物也。心，神之用也。任知万物，必有所以，神为魄灵，能任万物，故任物者谓之心也。"[②]因此"神之用"为心所主，也就是说"心主神"实际上是主"神之用"，这也是道家认为心主神是后天的原因。所以我们一定要明确：心藏神是藏元神，属先天；心主神是主神之用，属后天。

意，即意念。"心有所忆谓之意"。忆就是记和忆。记就是说将心接受感觉刺激形成的客观事物记录下来，忆就是回忆和进行提取，随之产生意念；心中这样产生的意念活动就称作意。张介宾曰："忆，思忆也。谓一念之生，心有所向而未定者，曰意。"[③]杨上善注曰："意，亦神之用也。任物之心，有所追忆，谓之意也。"[②]

古人把意称为念头，现在称为动机。如男女之间的相恋，我们就说是他们有意了。而我们去做一样事情也是动机使然，推而言之，就会有其他"意"的产生，如好意、恶意、善意、恶念等，都是由此而创造出来的。

志，即志向。"意之所存谓之志"，在意念形成的基础上而保持下来，作为今后行动的方向为志。李中梓曰："意已决而确然不变者，志也。"杨上善注曰："志，亦神之用也。所忆之意，有所专存，谓之志也。"

按照现在的说法：对事物有了意，对事业有了理想、抱负，进一步要把它固定下来，将它坚持下去，这就为志向。意和志的区别：意是"心已动而未有定属者"，而志是"意已决而确然不变者"。因此，志有永志不忘之意，即人们有意要达到的目的。

思，即思考，"因志存变谓之思"。为了达到志向，进行思考、琢磨、想办法、筹措施，而保持思维活动的随机应变，这一过程为思。李中梓曰："志虽定而反复计度者，谓之思。"

---

① 郑林. 张志聪医学全书[M]. 北京：中国中医药出版社，1999：399-400，537.

② 出自《黄帝内经太素》。

③ 出自《类经》。

杨上善注曰："思，亦神之用也。专存之志，变转异求，谓之思也。"

就譬如我们要去做一件事情或去完成我们想要达到的某一愿望，会有一个规划、计划或步骤等在脑子里面形成而想去实现它，这就是思考的过程。

虑，即谋虑，"因思而远慕谓之虑"。杨上善注曰："虑，亦神之用也。变求之思，逆慕将来，谓之虑也。"这里的虑不是忧虑的虑，是思虑、谋虑。它比"思"更进一步，"远慕"即由近而远的推想、谋划，是在思的基础上对事物进行多方分析、综合、判断，估计未来的变化，周密细致的反复谋虑即为虑，正所谓"深谋远虑"。犹如时常想干一件重要的事情，要一而再、再而三的分析、考虑、筛选的过程。

智，即聪明、智慧，"因虑而处物谓之智"。"处物"即处理事物、解决问题的能力。在谋虑的基础上产生对事物能快速、巧妙、科学地按照客观规律处理和解决的能力称为智。杨上善注曰："智，亦神之用也。因虑所知，处物是非，谓之智也。"[①]

颇有意思的是，"神之用"又分别隶属于五脏，即意属脾，同属于土；志属肾，同属于水；思属心，同属于火；虑属肺，同属于金；智属肝，同属于木。

整体来说，因为有了神和魂魄之先天，而后有"神之用"的后天，由心所主，有了心对客观外物产生记忆和提取就称为意；当意念叠加长期累积就会产生独特认识称为志；由志而开始摸索研究万事万物的千变万化称为思；当思考进入高级阶段会推想更远就称为虑；因为思虑才会领会和运用客观规律这就称为智。

而"神之用"这一系列五部曲，意、志、思、虑、智由心神所主持心理活动，在产生的过程中由心神主导完成，而且是递进式的一个整体，不能分割开来理解，有可能是一个时间里完成，也有可能是不同时间里重复进行。

四、五　德

"仁义礼智信"道家称之为"五德"，儒家称为"五常"，是人们在社会关系中的立身之本，也是做人的起码道德准则，实际上是一个伦理原则，用以处理与谐和作为个体存在的人与人之间的关系，适用于社会；是一切社会成员间理性的沟通原则、感通原则、谐和原则。在天曰阴与阳、在地曰刚与柔、在人曰仁与义。这个仁与义就是五德，为五行之气所化生。

仁：即仁爱，就是以人为本，富有爱心，推己及人之意。孔子说，仁就是"爱人"。"仁"体现人的高尚情怀，是仅次于德的、人类所特有的一种美好的情操。

义：义者，宜也，是因时制宜，因地制宜，因人制宜之意也。该做就做，不该做就不做。义即义气，就是坚持正义，保持节操。义的本义是合乎道德的行为或道理，舍生取义表明为了重信义可以牺牲生命。作为一个具体的、活生生的人，对待朋友要讲义气，不出卖朋友，不损害朋友。义是做人的基本要求，也是在社会上立足的基本素质。

礼：礼者，《说文解字》曰：礼，履也，所以事神致福也。礼也。礼即礼仪，其初

始的意思是举行仪礼，祭神求福。用珍贵的器物祭祀，表示对"天"的感谢和尊重。礼的核心就是"尊重"二字。尊卑长幼有序，处事有规，淫乱不犯，不败人伦，以正为本，发为恭敬之心，斋庄中正之态，要得到别人的尊重，首先要尊重他人。就是要保持良好的行为规范，即我们通常所说的礼仪、礼节和礼貌。注重礼仪，就是尊重他人的具体体现。

智：智者，知也，无所不知也。明白是非、曲直、邪正、真妄，即人发为是非之心，文理密察，是为智也。智即智慧，首先体现的就是个人的能力，就是要有高素质，才能适应于家庭、社会。因此，我们把通晓天地之道、深明人世之理的人，称为智者。

信：即信任，基本字义是诚实，不欺骗，不怀疑，认为可靠的意思。提倡信，就是诚信守法，一诺千金。信，心里有什么话就直说，古人说，言为心声，人的言论应当是诚实的、真实的、不虚伪的。一个说话言不由衷、言行不一的人，肯定不是重"信"的。

仁、义、礼、智、信分别隶属于五脏，即仁属肝、义属肺、礼属心、智属肾、信属脾，皆为五脏之气所化生，五脏阳神管理。

五、七　情

七情，就是指喜、怒、忧、思、悲、恐、惊七种情绪，适度的情绪反应是五脏阴神的功能，是人的心理反应，对身体无害，反而有益健康。但是，倘若情绪反应剧烈、过度，超越人体能够承受的限度，并持久不得平静，那就必然影响人体的气机运行，进而影响到脏腑功能，导致全身机能的紊乱。正所谓"怒则气上，喜则气缓，悲则气消，恐则气下，寒则气收，炅则气泄，惊则气乱，劳则气耗，思则气结，九气不同，何病之生？"（《素问·举痛论》）。

喜是心情愉悦的情绪，喜为心志，由心脏阴神所管辖。"喜则气缓"，喜乐适度，则意和气畅，营卫舒调；喜所表现的生理动作主要是笑，可使人精神焕发；所以有"人逢喜事精神爽"、"笑一笑，十年少"的说法来通俗阐明"喜"的愉悦功能。但若喜乐无极，超乎常态的"喜"，以至气散不收，心神分散难以集中，能引起心跳加快，或导致举止失常，甚则因过喜伤心，发生心神的病变，如癫狂、精神病等。

五行心属火，过盛，以水来制约，而恐为肾水，这类患者，如以行为医治，就是当突发过喜状况时，骂其两句或甩他两巴掌就没事了，可恢复正常状态。

怒即愤怒，指人一旦遇到不合理的事情，或因事未遂，而出现的气愤不平、怒气勃发的情绪。怒为肝志，由肝脏阴神所管辖，"怒则气上"，怒是人的负面情绪的核心情绪，对人的影响极大，主要是影响气的运行，而导致气向上逆行。当人犯怒时，破坏了正常舒畅的心理环境，肝失条达，肝气就会横逆。故当生气后，人们常感到胁痛或两肋下发闷而不舒服；或不想吃饭、腹痛；甚至出现吐血等危症。正所谓"肝气横逆，克犯脾土"。

五行肝属木，怒则气上，大怒可以发生呕血昏厥，同时怒气不出而强行压抑易引起疾病。治疗上以金克木，严重的以火泄木，还要固脾。如以行为医治时可旁人说两句笑话即火治，又或大哭一场（因悲属金），运用这些方法立马见效；过盛之木，可以用来克土和反克金，所以有意识让人发怒可以治疗思、忧等负面情绪，这即五行相生相克之理。

忧指忧愁而沉郁。表现为忧心忡忡，愁眉苦脸而整日长吁短叹，垂头丧气。忧为肺志，由肺脏阴神所管辖。多因处境恶劣，条件逼迫，情志因而抑郁引起。主要是影响气机的运行，以闭塞不行为主，"愁忧者，气闭塞而不行"（《灵枢·本神》）。若过度忧愁，则不仅损伤肺气，也要波及脾气而影响食欲。忧伤肺后，出现胸膈满闷、不思饮食、坐立不安，因忧而气郁。

五行肺属金，治疗上以"喜胜忧"方法调理，即为火制金，这是肺金实症。平时多听些笑话、讲笑话，参加喜悦聚会，心情舒畅，心胸开朗。

悲是由于哀伤、痛苦而产生的一种情绪。悲与忧相同，都为肺之志。"悲则气消"，是泄气之意，不是平时说的消耗气，过度悲痛则损伤肺气。但悲与忧又稍微不同，忧是使气机郁结，悲则使气机耗损，出现肺气不足之症。悲多是由忧的进一步发展所致。治此病，要开怀舒胸，欢快心志，多与快乐开朗的人交往。

思，就是集中精力考虑问题。思考完全是依靠人的主观意志来加以支配的。思为脾志，由脾脏阴神所管辖。然而人总是要思考的，时刻都有事情要思考，正常思考而不纠结于某一点上，是不会影响健康的；"思则气结"，若用心过度，思虑无穷，甚至空怀妄想，所思不得结果，则可导致气结不散，造成思虑伤脾的病变；如果思虑过度，精神受到一定影响，思维也就更加紊乱了。过思则伤脾，脾伤则饮食、睡眠不佳，日久则气结不畅，百病随之而起。

五行脾属土，"怒胜思"，因怒为肝木，而脾土气结，用木来疏土的五行方法，如行为治疗用说说笑笑、吵吵闹闹去解决思想过于集中的病变。

恐是惧怕的意思，是因精神极度紧张而造成的胆怯情绪。恐为肾之志，为肾脏阴神管辖。多由各种难以排除的思想负担和想不明白的未知结果所引起，恐则气下，使人的精神和身体上下处于一种抑制状态。恐伤肾，长期恐惧可导致肾精受损；而肾虚则胆气也不足，胆属木，此水不生木所致，故平时很胆怯、胆小。

五行肾属水，治疗上宜"思胜恐"，所以把想不明白的未知结果考虑清楚了就无所顾虑了。

惊是突然遇到非常事变，导致精神上的卒然紧张。惊与恐相近，但又有区别，恐是自知的，惊是突然的，都可引起精神极度紧张。惊是自己不知道而惊吓；恐是自己知道而恐惧。无故恐惧害怕的人，大都肾气虚，气血不足；突受惊吓而当场目瞪口呆，手足无措的人，大都因心气逆乱，心血受损，导致心无所倚、神无所归。因此，治恐当补肾，治惊应安神。

惊为心志，惊与喜同属心，但又有所不同，比喜在情志上的刺激更进一步，惊则心无所倚，神无所归，虑无所定。

情绪是伴随着认知和意识过程产生的对外界事物态度的体验，是人对客观外界事物与主体需求之间关系的反应，是以个体需要为中介的一种心理活动。

　　情绪的定义有20多种，各不相同，但都承认情绪是由以下三种成分组成的：①情绪涉及身体的变化，这些变化是情绪的表达形式。②情绪涉及有意识的体验。③情绪包含了认知的成分，涉及对外界事物的评价。七情正是包含了这三种成分的情绪归类，由心主导，五脏分别管理并协调一致，因此是我们认识、分析人心理的最好抓手，同时又是能够探知人的脏腑等身体功能的切入点，更可以通过调整七情而调理人的脏腑功能，达到养生与治疗的目的。

第五章　中医心理结构、体用论与我

一、心 理 结 构

现代心理学认为：人的心理现象很复杂，但并不是杂乱无章的，各种心理现象之间存在着特定的联系和关系，成为一个有结构的整体，这个有结构的整体就是心理结构。这是研究人心理活动的基础。从心理结构出发才能研究心理对人体生命活动的影响，更能够清楚地知道人的精神活动与思想产生的根源。当然，只有从心理结构出发才能更好地研究心理与生理疾病产生的原因。

在过去，中医少有心理结构的提法，直至 2010 年 4 月出版的《中医心理学临床研究》一书中提出了中医心理结构之说，认为："人的心理存在结构的，虽然这类结构用还原方法无法探寻，但是通过对心理活动和现象等细心观察，人们还是可以了解一二的。"[1]归纳和介绍了元神、欲神与识神说和心身关系层次论。但是笔者认为，中医神志学说早就有其实质性的论述。而且欲神与识神都是佛道的概念，与中医理论的融合性不高。通过从中医自有的心神着手，进行深入分析、探讨，我们提出中医心理结构就是——元神、魂、魄[2]。分析如下。

1. 胎儿心神的生成

《灵枢》"神气舍心，魂魄毕俱，乃为成人"。就明白地说清只有神（元神）、魂、魄俱备才能成为一个人，元神、魂、魄主导着人的精神活动和人生命活动，从而是人生命活动的灵魂。

从人的胎儿发育过程我们知道心神的形成是："三月阳神，为三魂，动以生也；四月阴灵，为七魄，静镇形也；……八月元神具，降真灵也。"这是一个人成长的几个关键、根本性的心神。

"三月阳神，为三魂，动以生也"。其主要作用是促进胎儿的生长和主持人的生命，即"动以生也"，承担起管理人精神、心理活动的职责。

"四月阴灵，为七魄，静镇形也"。其主要作用是管理胎儿的形体即"静镇形也"，承担管理人身体自身净化和身体活动的职责。

"八月元神具，降真灵也"，胎儿达到了形神俱备的条件，此时出生也可以存活了。

因此，从胎儿心神的生成过程来看，元神、魂、魄是最基本的，都是入住的心神，即

---

① 何裕民. 中医心理学临床研究[M]. 北京：人民卫生出版社，2010.

② 陈明优. 中医心理结构——神魂魄[J]. 中医药临床杂志，2014，26（9）：953-955.

是遗传的。然而令人遗憾的是，首先，由于对元神、魂、魄的研究，古人（包括《颅囟经》等医学著作在内的作者）基本上都是用内证的方法，而这种方法往往会因为每个人水平的高低不同而感悟的结果并不完全一致，因此无法进行规范性的论述与定义；其次道教等宗教对元神、魂、魄研究与运用较多，在社会实践中让神、魂、魄带上了许多的宗教色彩，使人们不想或不敢把这些研究成果全部纳入中医的体系。所以导致元神、魂、魄学说在中医体系处于"犹抱琵琶半遮面"的尴尬境地，不能系统地论述和运用。这就是不能把元神、魂、魄作为中医心理结构的主要原因，也是中医心神学说没能自成体系的主要原因。

2. 元神、魂、魄与心理结构的对比

现代心理学认为：如果从动力学的角度出发，以生命冲动作为基本理念，解释人的心理结构，那么，人正常的心理结构是由三个系统、层次构成。这三个系统、层次就是无意识、前意识和意识。

无意识，处于深层；意识，处于表层；前意识，则是表层的储存库。

而中医心神同样有三个系统、层次，就是元神、魂、魄。

元神，深藏于心；魂，随神往来；魄，并精出入（表5-1）。

表5-1　心理结构

现代心理	中医心神
无意识，处于深层	元神，深藏于心
前意识，则是表层的储存库	魂，随神往来
意识，处于表层	魄，并精出入

前意识是无意识和意识的过渡领域。

无意识进入意识领域，必须经过前意识领域，借助于意识的某种符合目的的形式，才有可能得以实现。

因此，前意识在人的心理结构中，处于一种特殊地位。

在人正常的心理结构中，人的无意识、前意识和意识三个领域始终处于一种相互渗透、相互融合的流动变化之中，共同组成一个协调而又相互平衡的动态的心理结构整体。

"元神"深藏于心，平时不主事；魂随神往来而任事，分为三魂，其胎光又称为"真魂"，通于元神，主要的作用是扶助元神；其幽精又称为"意魂"，管理着七魄。

魄藏于肺，并精出入，散布于全身，分为七魄而管理、协调机体各组织器官的生理活动机能。

我们仔细分析无意识、意识、前意识与元神、魂、魄的功能与作用，就会惊喜地发现二者之间何等相似！

"元神"决定着人道德、精神、意识、追求等神志活动的方向，统率所有神志共同完成人的神志活动，也就是说人的人生观、世界观、价值观等由神所决定，就像无意识处于深层，影响并决定人的精神世界，却不会产生具体的心理活动，而是要通过"魂"才

能实现。

"魂"是人精神的管理者和具体实施执行者，又能直接参与神的决策，影响到生命存亡和健康品质，以"魄"的活动为基础，但又是比"魄"更高级的精神心理活动，类似于今人所说的思维、想象、评价、决断、情感和意志等心理活动。就像前意识，是"神"实现作用的通道，又是"魄"的管理者和反馈于"神"的桥梁。

"魄"是人精神的具体实施执行者和被动执行者，主要是管理、协调机体各组织器官的生理活动机能。主要是指一些与生俱来、本能性的、较低级的精神活动——如新生儿啼哭、嘴触及乳头会吮吸等非条件反射性动作，以及四肢运动、耳听、目视、冷热痛痒等感知觉和一些初级记忆等。就像意识处于表层，是人初级心理活动实现者，但又是"魂"活动的基础。

元神、魂、魄三者以"魄"为初级心理活动实现者；"魂"是人精神的管理者和具体实施执行者；"元神"决定着人道德、精神、意识、追求等神志活动的方向，是完成人神志活动的统率者。但"魄"是"魂"活动的基础；"魂"是"魄"的管理者；"魂"是"元神"实现统率作用的通道，又将"魄"的活动反馈于"元神"。元神、魂、魄构成了中医的心理结构，三者始终处于一种相互渗透、相互融合的流动变化之中，共同组成一个协调而又相互平衡的动态的心理结构整体。

二、心神学说体用论

中国传统文化，尤其是道家文化主要是研究天、地、人三才及其相互关系的学说，具体就是人法地、地法天、天法道、道法自然——这就是道！

"善言天者，必验于人"。因此道家文化对人的研究较为透彻，形成了自为一体的心理理论系统，其特点和优点是西方文化（尤其是西方心理学）所不具备和无法替代的。其心理养生思想、心理调适和心理治疗的经验与方法，非常实用，其来源于易学。而《易经》是我国传统文化六经之首，一直以来指导着我国各学科的发展，在《易经》中有一个很重要的学术思想和方法——体用学说。其思维多是"先天为体，后天为用"，但是其模式还有"后天为体，先天为用"、"先天为体，先天为用"、"后天为体，后天为用"三者，共有四种体用思维模式；在长期实践过程中，逐渐形成了有体有用、体用一如的思维模式，并且用于指导各种的理论与运用，中医的发展也不例外。

中医把医学之目的与方法论统一成为一个整体，章虚谷认为："保性命者，医道也，其理与易经同出阴阳太极之源，故体同而用异也。"[1]以《易经》中的哲学模式，运用取类比象的方法，通过观察世界来认知生命活动，反过来也通过对生命体的内视、感悟与体验来认知世界，把人与世界联成为一个整体，形成了中医学，包括中医心神学。

《易经》是以先天八卦和后天八卦来阐述体用学说。"先天八卦"的主旨讲的是宇宙之本及其功能，代表的是"本体"，就是不变的"根本"，体是源，体是前，体是道，体

---

[1] 出自章虚谷的《医门棒喝》。

是大原则。"后天八卦"是根据"先天"的另行组合，其主旨是说明宇宙万有的运行及其作用，描述了地球及其物质世界的生成、变化、发展的法则，揭示了宇宙天体运转对人类的作用规律，代表的是"事用"，就是因之以为"用"的"原则"，即人伦因以遵循的"法则"。

体，其本来含义一般指本原、本体或实体；用，指作用、功用、显现或用处。

后来，体用范畴也被赋予了复杂多样的含义：一指实体及其作用、功能、属性的关系；二指本质与现象或根据与表现的关系；三指表示一和多、全和偏、必然和偶然、原因和结果、主要和次要等多种关系含义。

对于人来说，在母亲孕育的怀胎阶段，也就是尚未脱离母体以前，即是生命体的"先天"时期；母体出生以后的发展阶段，就是生命体的"后天"阶段。

所以，每一个人，一半是先天，一半是后天。

"先天"阶段，自己是无法选择的，比如是男或是女，本人的父母亲、兄弟、姐妹；"后天"阶段，是可以选择的，比如人的精神理想、妻子、儿女、工作、居处环境、生活方式等。

中医学与中国传统文化一脉相承，其"先天为体、后天为用"的思维模式指导着中医的理论与实践，心神学说也遵循了这个原则[①]。

《灵枢·本神》提出了"所以任物者谓之心"的论断，结合"神气舍心，魂魄毕俱，乃为成人"，就能清楚地告诉我们"神"藏于心，所以称之为"心神"，张志聪注曰："心为君主之官，神明出焉，天地之万物，皆吾心之所任。"[②]此段是论人之神与魂魄为先天所遗传，是心神的先天之体。并且告诉我们"神"藏于心。

杨上善注曰："物，万物也。心，神之用也。任知万物，必有所以，神为魄灵，能任万物，故任物者谓之心也。"[③]这个论断就把体用划了个线，在此前的"神魂魄"为体，在此后的意、志、思、虑、智为用，因此杨上善在注释意、志、思、虑、智时就明确注为"神之用"。

神之用的意、志、思、虑、智，首先是五者层层递进，上一层为形成下一层的基础，下一层是上一层为了一个目标的变化结果，根据五行，意属脾、志属肾、思属心、虑属肺、智属肝；而意、志、思、虑、智五者以五行相克之顺序依次相生，正所谓恩生于害也。其次，从意到智是人的思维模式。最后，此五者是"忆"的产物，结合"神气舍心"来看，"忆"的对象是"神"，也就是说此五者都是出自"神"的运用。

"意"是对天地万物万事的反应，"意"的反应模式首先从心所藏的"神"之中提取记忆，进行思维活动，故"心有所忆谓之意"。志、思、虑、智是逐步形成的思维活动。张志聪注曰"此皆心神之运用"，此段是论心神之用，意、志、思、虑、智皆是以神魂魄为先天之体的心神而产生的后天之用。

从以上分析我们知道：中医心神学说十分讲究体用思维，其体用论讲究先天为体，后

① 陈明优. 中医心神学说体用论[J]. 中医药临床杂志, 2016, 28（10）: 1420-1422.
② 郑林. 张志聪医学全书[M]. 北京: 中国中医药出版社, 1999: 399-400, 537.
③ 出自《黄帝内经太素》。

天为用。先天之体为神、魂、魄；后天之用为意、志、思、虑、智。体是用的基础，后天之用是先天之体所化生的；而神藏于心，心为君主之官，为神明之所出，为万物之所任，而魂魄均受心神所辖制；意、志、思、虑、智则是具体的后天之用，由心所主，故为心主神。

三、中 医 的 我

中医心理结构的神魂魄与后天神之用相互作用，就会产生、形成中医的我。

1. 先天元神衍生的我——元神任事，率性而为

《素问·上古天真论》中有"真人、至人"；其能"提挈天地，把握阴阳，呼吸精气，独立守神，肌肉若一，故能寿敝天地，无有终时，此其道生。……淳德全道，和于阴阳，调于四时，去世离俗，积精全神，游行天地之间，视听八达之外，此盖益其寿命而强者"。这类人为先天元神所衍生的我，是元神任事，率性而为，不见于世，超越道德，是人们追求的理想人，有遥不可及之虞。

2. 后天心神产生的我——心神任事，以道处世

《素问·上古天真论》中有"圣人、贤人"；其能"处天地之和，从八风之理，适嗜欲于世俗之间，无恚嗔之心，行不欲离于世，被服章，举不欲观于俗，外不劳形于事，内无思想之患，以恬愉为务，以自得为功，形体不敝，精神不散，亦可以百数。……法则天地，象似日月，辨列星辰，逆从阴阳，分别四时，将从上古，合同于道，亦可使益寿而有极时"。这类人是人类的佼佼者，是后天心神所产生的我，在现实社会中生活，以心神任事、以道为处世之准则，自立于世，而起标杆作用。

3. 后天心神产生的我——"神之用"任事，心理需求处世

然而上述的"真人、至人、圣人、贤人"只占人群的极少数，更多的一类人是普通人，这类人在《素问·上古天真论》中没有名称，我们称之为"常人"，他们以"神之用"任事，处世之时以心理需求（详见第六章）为导向，分为两种：一种是遵"道"处世，"其知道者，法于阴阳，和于术数，食饮有节，起居有常，不妄作劳，故能形与神俱，而尽终其天年，度百岁乃去"。这种人以心任事，志意为之，以社会规范——"德"为处世原则。另一种是不遵"道"处世，其"以酒为浆，以妄为常，醉以入房，以欲竭其精，以耗散其真，不知持满，不时御神，务快其心，逆于生乐，起居无节，故半百而衰也"。这种人以心任事，志意为之，以自我满足——"欲"为处世原则。

人的基本需求，如食、眠、性等是基本保障，由魄管理，以快乐为原则。例如，婴儿每感饥饿时即要求立刻喂奶，绝不考虑母亲有无困难，这就是魄的特性——想做就做，随"欲"而安，其会大量耗损，甚至耗尽人的元精、元气，所以有"魄趋死"之说。

人的成长过程中，逐渐学会了对"欲"进行限制，这就是魂对魄的管理作用，对魄的冲动行使缓冲与调节的职能，并使人学习到如何在平衡中获得需求的满足，保护着人的元精、元气，所以有"魂趋生"之说。

但在现实生活中，人是综合复杂的、动态的。比如"常人"中以自我满足——"欲"为处世之人，可以通过自我修炼、改变，成为以社会规范——"德"为处世之人；还可以成为贤人、圣人，甚至是至人和真人；这就是传统文化中修炼的理论依据所在。当然人不注重自我修炼，反向发展也同样存在。

值得一提的是，人在成长过程中元神起到主导作用，即先天禀赋的遗传作用——体，其在生理、心理的生长过程中起到决定性的作用，决定了人生理、心理发展的高度；后天学习环境能够使遗传的作用最大限度发挥出来，或者限制遗传的发挥，但却不能改变先天禀赋。然而学习——用，是十分重要的，学习可以通过魂的"随神往来"，反馈而进入元神中，改变人的心理结构，逐渐形成人的心理特征。在学习的过程中有两个重要部分：一为自我理想，是要求自己成为什么样的人，让自己的行为符合自己理想的标准；二为道德规范，是规定自己行为免于犯错的限制，让人成为了有道德的人。而由五脏神所产生出心理需求，让人在环境条件允许的条件下，让"欲"得到满足，成为了现实的人。

因此在生活中的"我"有以下几种形式。

一是真实的自己。一个人是一个整体，是包括外貌、气质等身体信息，言谈、举止等心理信息，家庭、工作等社会信息的综合展现。所有信息整合成为了"我"，"我"是真实存在，不管是看得到，还是看不到都真实存在，不会因为我们愿不愿意改变；而且我们所有的人生经历也都真实存在，即使是已经成为过去，但其痕迹都无法消除，仍然会影响到我们的心理活动。因此对这个"真实的自己"，是很难全面了解的，不要说他人很难了解，甚至连我们自己都往往很难自知，能自知的人是真正的明白人，所以《道德经》说"自知者明"。

二是愿意展示的自己。因为社会规范——道德的约束，而人都具有趋利性和归因心理，所以我们总是会有意无意地隐藏着自己认为不好，或担心损害自己利益的东西，不愿展示于人，以此希望得到社会和别人的认可。所以人们只能看到我们"愿意展示的自己"，要想透过"愿意展示的自己"而真正了解一个人，需要丰富的人生阅历、敏锐的观察力、睿智的判断力、冷静的思考力和较强的综合分析力，所以《道德经》说"知人者智"。

三是别人评价的自己。古语云："谁人背后无人说，哪个人前不说人。"人是社会的，对人的评价是社会关系中相当重要的内容，更是人们进行人际交往的基础。当评价人时，首先看到的是"愿意展示的自己"的人，而不是"真实的自己"的人，因此别人评价就或多或少地受到评价人的引导，不可能准确，更不可能全面，而且往往过一段时间后觉得不了解，甚至是评价错的，所以有"路遥知马力，日久见人心"的感慨。其次每一个人，都有自己的人生经历、道德规范和"愿意展示的自己"，所以在评价人时就不可避免地掺入评价人的主观意识；或者评价的结果，往往是被评价人想让评价人得到的评价，因此任何人的评价会带有功利性、目的性，不可能会是客观公正的，所以一个人千万不能轻信别人的评价，更不以别人评价的结果来改变自己，否则会削足适履。

生活中的我，是人们在生活中、人际交往中，甚至是在医疗活动中都要面对的。作为一名医者，只有客观地评价、认真地分析、把握好标准，才可能尽量认识到"真实的我"，而不被"愿意展示的自己"所迷惑，更不能被"别人评价的我"所误导，才能给出恰当的建议。

第六章 心主神明与形神相保论

一、心主神明论

根据《素问·灵兰秘典论》"心者，君主之官也，神明出焉"，后世医家总结成为了"心主神明论"，我们以《黄帝内经》的论述为基础分析如下。

"神明"一词，在《黄帝内经》中共有16处，其中《素问》14处、《灵枢》2处。

（1）《素问·生气通天论》曰："故圣人传精神，服天气，而通神明。"

（2）《素问·阴阳应象大论》曰："阴阳者，天地之道也，万物之纲纪，变化之父母，生杀之本始，神明之府也，治病必求于本。"

（3）《素问·阴阳应象大论》曰："故天有精，地有形，天有八纪，地有五里，故能为万物之父母。清阳上天，浊阴归地，是故天地之动静，神明为之纲纪，故能以生长收藏，终而复始。"

（4）《素问·灵兰秘典论》曰："心者，君主之官也，神明出焉。"

（5）《素问·移精变气论》曰："上古使僦贷季，理色脉而通神明，合之金木水火土，四时八风六合，不离其常，变化相移，以观其妙，以知其要。"

（6）《素问·脉要精微论》曰："衣被不敛，言语善恶，不避亲疏者，此神明之乱也。"

（7）《素问·经脉别论》曰："毛脉合精，行气于府。府精神明，留于四脏，气归于权衡。"

（8）《素问·天元纪大论》曰："夫五运阴阳者，天地之道也，万物之纲纪，变化之父母，生杀之本始，神明之府也，可不通乎！"

（9）《素问·五运行大论》曰："天地之动静，神明为之纪，阴阳之升降，寒暑彰其兆。"

（10）《素问·气交变大论》曰："天地之动静，神明为之纪，阴阳之往复，寒暑彰其兆。此之谓也。"

（11）《素问·气交变大论》曰："所谓精光之论，大圣之业，宣明大道，通于无穷，究于无极也。余闻之，善言天者，必应于人，善言古者，必验于今，善言气者，必彰于物，善言应者，同天地之化，善言化、言变者，通神明之理，非夫子孰能言至道欤！"

（12）《素问·刺法论》曰："心者，君主之官，神明出焉，可刺手少阴之源。"

（13）《素问·本病论》曰："人之五藏，一藏不足，又会天虚，感邪之至也。人忧愁思虑即伤心，又或遇少阴司天，天数不及，太阴作接间至，即谓天虚也，此即人气天气同虚也。又遇惊而夺精，汗出于心，因而三虚，神明失守。"

（14）《素问·方盛衰论》曰："是以诊有大方，坐起有常，出入有行，以转神明。"

（15）《灵枢·刺节真邪》曰："此刺之大约，针之极也，神明之类也，口说书卷，犹不能及也，请言发蒙耳，尚疾于发蒙也。"

（16）《灵枢·刺节真邪》曰："此所谓弗见为之，而无目视，见而取之，神明相得者也。"

我们对以上《黄帝内经》原文进行分析，结合其他辞典的解释，认为《黄帝内经》"神明"的含义大致可以概括为两大类：

其一，指"阴阳变化"，如"故圣人传精神，服天气，而通神明"；"阴阳者，天地之道也，万物之纲纪，变化之父母，生杀之本始，神明之府也"；"天地之动静，神明为之纲纪"；"上古使僦贷季，理色脉而通神明"；"夫色之变化，以应四时之脉，此上帝之所贵，以合于神明也"；"夫五运阴阳者，天地之道也，万物之纲纪，变化之父母，生杀之本始，神明之府也"；"天地之动静，神明为之纪，阴阳之升降，寒暑彰其兆"；"善言化、言变者，通神明之理"等论述均可归为此类。

其二，是泛指人的生命功能（包括精神、意识、思维、所有生命功能的外象），如"心者，君主之官也，神明出焉"；"衣被不敛，言语善恶，不避亲疏者，此神明之乱也"；"毛脉合精，行气于府。府精神明，留于四脏，气归于权衡"；"诊有大方，坐起有常，出入有行，以转神明"；"此刺之大约，针之极也，神明之类也"；"此所谓弗见为之，而无目视，见而取之，神明相得者也"；"心者，君主之官，神明出焉"；"人之五藏，一藏不足，又会天虚，感邪之至也。人忧愁思虑即伤心，又或遇少阴司天，天数不及，太阴作接间至，即谓天虚也，此即人气天气同虚也。又遇惊而夺精，汗出于心，因而三虚，神明失守"等均属此类。

《黄帝四经》对"神明"的解释是比较全面的：第一，"道"是神明的原动力、源头，说明神是由天地运行、父母而带来的，不是虚无缥缈的；第二，神处于人体之内，静而不移，说明神为先天所传不能离开人体；第三，神的征象在外可见，动而不化，说明从人的外部征象可以查核到神的活动，但不能从外部进行改变。所以神是可以查核到的、有活动的、有征象的，而不是无迹可寻的。因此"心主神明"之"神明"指的是人的健康状态，是生命功能的整体描述；在身体内部指"形神兼备"的生命功能——藏；在身体的外部指生命功能在形体上的各种表现形式——象；藏象相合成为了神明。

所以"心主神明"就是说：心是人体的君主，它发号施令管理人体的生命功能，作为生命的主宰，并含有作用神妙彰明之义，所以才说心者生命之本也。

心主神明的作用：

1. 心神主导脏腑功能活动

"心者，君主之官，神明出焉……主明则下安……主不明则十二官危，使道闭塞而不通，形乃大伤"。"使道"就是指神气行使之道，以血脉为主，但不只限于血脉，还包括经络、腠理等其他通道。正常情况下心通过"使道"主导脏腑，进而维持形体的正常功能；一般情况下只要血脉通道正常，修炼之人就可以打开经络、腠理等其他通道来提升心主神明的作用；异常情况下"使道"受阻，首先出现异常的是人的形体，使形体受伤。所以"一曰治神，二曰知养身，三曰知毒药为真，四曰制砭石小大，五曰知府藏血气之诊"(《素问·宝命全形论》)和"开鬼门，洁净府"(《素问·汤液醪醴论》)都是围绕打通"使道"来进行的。

2. 心神主导精神心理活动

（1）心神主导对客观世界的认知。

"积神于心，以知往今"就是指心神对认知客观世界的主导作用，神之用就是一个认知过程："所以任物者谓之心，心有所忆谓之意，意之所存谓之志，因志而存变谓之思，因思而远慕谓之虑，因虑而处物谓之智。"人对客观世界的所有认识都会以记忆的形式而"积神于心"，当我们面对客观世界时首先就会提取记忆来进行比对、分析，而得出结论，这个过程就由心主导。

（2）心神主导对客观世界的态度体验。

"心为五脏六腑之大主，而总统魂魄，并赅志意。故忧动于心则肺应，思动于心则脾应，怒动于心则肝应，恐动于心则肾应，此所以五志惟心所使也"(《类经·疾病类·情志九气》)。这就是从内心的体验到外在情志反应的一个情感过程；"是以志闲而少欲，心安而不惧，形劳而不倦，气从以顺，各从其欲，皆得所愿"(《素问·上古天真论》)。这说明情感产生的基础就是人的欲，只有少欲才能"气从以顺，各从其欲，皆得所愿"。而这一过程，则由心所主。

（3）心神主导人的意志行为。

人的行为、动作、言语等都是内在心理状态的反映，正所谓"在心为德，施之为行"(《周礼注疏·卷十四》)。"脾主四肢"、"肾主技巧"、"肝者罢极"、"心为声音之主"等就是具体体现。

我们必须认识到"心主神明"所指的"心"，是指藏象之心，既非中医器官中血肉之心脏，更非西方医学所指的心脏；所指的"神"，亦非神灵之神。中医所指的"心"与"神"实际上包括了西方医学大脑和大脑功能的一部分，指的是人的精神、思维、意识的发源地和生命功能的外在显示（象），即藏神的地方。

所以"心主神明"就是：心作为人体的君主，其藏元神发出号令管理人体的生命功能，并作为生命的主宰，与身体外之阴阳相联相通，相互感应，有外感内应、内感外应之神妙彰明，所以才说心者生命之本也。《灵枢·邪客》曰："心者，五脏六腑之大主也，精神之所舍也。"徐灵胎曰："心为一身之主，脏腑百骸，皆听命于心。"张景岳曰："脏腑百骸，惟所是命，聪明智慧，莫不由之。"以上论述无一不是心主神明的诠释。将主导生命活动的"神"依附于藏象之"心"，于是形成了"心主神明论"。

心主神明论立足于心主血脉的功能，二者之间的关系特别密切，有不可分离的关系。心主神明论不仅很好地阐述了人体复杂生理活动的整合控制、心理活动的有序进行，而更重要的是突出了心理和生理的统一，这个以藏象论为基础的学说，长期以来，很好地发挥了养生、防治疾病的实际效果。

二、形神相保论

关于形与神概念与关系，《素问·八正神明论》中明确地说："请言形，形乎形，目冥冥，问其所病，索之于经，慧然在前，按之不得，不知其情，故曰形。……请言神，神乎神，耳不闻，目明心开而志先，慧然独悟，口弗能言，俱视独见，适若昏，昭然独明，若风吹云，故曰神。"

张志聪注曰："形谓身形，神谓神气；所谓形者，观其冥冥，而知病之所在也；所谓神者，谓气至之若神也。"[1]这就是说形是外在的，是神的载体；神是内藏的，靠气来运行。正所谓"形者，神之质；神者，形之用"（《神灭论》）。

具体地说就是神本于形、神为形主；形为神舍、形神相抱；形以神为生命标志，神以形为宅，形神相聚而生，形神离散而亡。张介宾在《类经》中的"无形则神无以生，无神则形不可活"，就是这种关系的高度概括。《灵枢·天年》中的"百岁，五藏皆虚，神气皆去，形骸独居而终矣"就是说，人至百岁时，五脏皆虚，神气离开所藏之处，只剩下躯壳，寿命终止。

1. 神本于形、神为形主

神的产生需以精为本，神的活动需以精为物质基础。《灵枢·本神》所以说："故生之来谓之精，两精相搏谓之神。"《素问·六节藏象论》更明确指出："天食人以五气，地食人以五味。五气入鼻，藏于心肺，上使五色修明、音声能彰；五味入口，藏于肠胃，味有所藏，以养五气，气和而生，津液相成，神乃自生。"

五脏藏精藏神而又化生脏神，"肝藏血，血舍魂"；"心藏脉，脉舍神"；"脾藏营，营舍意"；"肺藏气，气舍魄"；"肾藏精，精舍志"。这里的神、魂、魄、意、志都属于人的精神活动范畴，为五脏所藏，并以血、气、脉、营、精五者为物质基础。五脏功能正常与否，决定着血、气、脉、营、精五者是否充足，从而影响到神、魂、魄、意、志五者作用的发挥。同时五脏化五气，以生喜、怒、忧、思、悲、恐、惊，是为五脏神。

"五脏藏神"是在五脏生理活动的基础上产生出来的最为高级的机能，即脏器间的整体协同作用，是产生精神活动的先决条件。如果各脏器不能协调和谐，则不可能有正常的心神活动。

2. 形神相互作用

一方面形对神的支撑作用，形者神之体，无形则神无以生。另一方面神对形的反作用，神者形之用，无神则形不可活。得神者昌，失神者亡；精神内伤，身必败亡。

《黄帝内经》的"肝气虚则恐，实则怒"；"心气虚则悲，实则喜笑不休"，就直接指出了身体状态好坏直接影响神的运行，五脏精气的变化决定人心理应对模式。

---

① 郑林. 张志聪医学全书[M]. 北京：中国中医药出版社，1999：399-400，537.

身体健康的人，自我感觉良好，其主观的内心体验与情绪的表达反应也良好。而患有疾病或有痛苦的人，就会常有不快的情绪。如心病患者，常因心悸、心慌而有恐惧反应；肝病患者多有食欲不振、精神委靡而带有忧伤的情绪；又如肝阳上亢的患者多恚怒；慢性疼痛者多忧郁等。

形神的相互作用，是以神与气血和五脏的相应联系为物质基础。首先，气血是化生精神的基础物质，故气血的多少，与人的精神状态息息相关。气血充盛，则心神精明；气血不足，则精神委靡。可见，人体的精神活动正常与否，要以气血的功能活动为前提。若气血化生障碍，运行、输布失调，皆可影响心神的活动。反过来，若精神过用，又会暗耗气血，导致气虚、血虚，或气血两虚。

3. 神对形作用巨大

一是精神对身体的正常影响作用。

神、精、形的关系就像君、臣、民。神者主生，精者主养，形者主成。故心神动摇使形不安，存之不置。神、精、形三者相辅相成，共同组成了神圣的生命，心理状态的不稳定，则将直接影响形体。

《遵生八笺·清修妙论笺上》就描述了人的心理行为直接影响到生理反应："人心思火则体热，思水则体寒。怒则发竖，惊则汗滴，惧则肉颤，愧则面赤，悲则泪出，慌则心跳，气则麻痹。言酸则垂涎，言臭则吐唾。言喜则笑，言哀则哭。笑则貌妍，哭则貌媸。又若日有所见，夜必梦扰。日有所思，夜必谵语。梦交则泄精，气怒则发狂。此皆因心而生者也。"

二是好的精神对身体健康的促进作用。

精神内守，病安从来；精神内伤，身必败亡。意思就是，将向外追逐的精神收回来关照自己的身心，将精神调节到祥和宁静的状态，人就会身体健康，不受疾病的侵害了，相反，则会导致身体的疾病。

三是不良情绪对身体的伤害作用。

"病于形者，不能无害于神；病于神者，不能无害于形"（《慎斋遗书》）。而心理活动的失调会导致疾病，神静而心和，心和而形全，神躁则心荡，心荡则形伤。将全其形，先在理神。故恬恢养神则自安于内、清虚栖心则不诱于外出也。人之所以憔悴枯槁者，谁使之然？心也。百事集之，一念末已，一念续之，尽日之中，全无顷暇宵寐也。

形神相保是以神与气血和五脏的相应系为物质基础。

首先，气血是化生精神的基础物质，故气血的多少，与人的精神状态息息相关。气血充盛，则神志精明；气血不足，则精神委靡不振。可见，人体的精神活动正常与否，要以气血功能活动为前提。若气血化生障碍，运行、输布失调，皆可影响心神的活动。反过来，若精神过用，又会暗耗气血，导致气虚、血虚或气血两虚。

其次，神与五脏息息相关。五脏藏神，尽管是分别产生对应的某种精神活动，但人体的心理活动是统一的整体。"神"是在全部生理、心理活动的基础上产生出来的最高级的机能，即脏器间的整体协同作用，是保障精神活动的先决条件。如果各脏器不能协调和谐，则不可能有正常的精神、心理活动。正因为形神之间的相互作用，因此道家养生既强调生理养生，更注重心理养生，主张形神双修。"形恃神以立，神须形以存"。就是重视形神双修，形神相亲的写照。

　　总之形与神是生命不可缺少的两个方面，从本源上说，神生于形、神依附于形；但从作用上说，神又是形的主宰。神与形的对立，是生命运动的基本矛盾；神与形的统一，是生命存在的基本特征。神与形的对立统一，就是神机与气立，形成了人体生命这一有机统一的整体。"形神相保"的生命观，是中医学中"整体恒动观"的一个重要组成部分，"形神相保论"为中医心神学的心理生理统一观奠定了坚实的理论基础。其所衍生的具体方法，一直有效地指导着中医的临床实践，并将为现代科学进一步阐明生命的本质，以及疾病发生的规律，提供良好研究途径。

第七章　中医心神学说架构

构建中医心神系统要立足于人这个生命体的管理与功能发挥，从而把握心神对生命活动的主导作用，建立完善的心神学说。

人的生命来源于大自然，是天地运行交感的产物，来源于自然界，又受制于自然界。按照太极全息论，人作为一个小天地，与自然界这个大天地息息相通，人体的组织器官、心理和生理活动都与天地的运行相适应；人尽管能主宰自己的心理和生理活动，但必须与天地万物的活动保持同一个"道"，所以从胎儿开始就接受先天五行精气的润化，为人的生理、心理活动提供充足的精神和物质能量，这样才能维持人的健康。一个人的生命活动就是围绕着三个平衡：即人和自然的平衡、人和社会的平衡、人体自身的各种生命活动的平衡，而实现这三个平衡既是人出生就具备的能力，又会随着人的成长而逐步增强。保持了三个平衡，人就会健康，正所谓"阴平阳秘，精神乃治"，一旦不能保持这三个平衡，身体功能就会出现紊乱，此后不能调整恢复，日久就会形成疾病；如果再发展，就会出现死亡，正所谓"阴阳离决，精神乃绝"。

中医把人与一个国家功能类比，以国家机关的官职来形象地阐述各脏腑的心理、生理功能，形成了"身国一体论"学说。然而人体是一个成长、变化、活跃的动态生命体，不是静止的；所以生命体就不可能只是长度、宽度和厚度的三维概念，至少还包括意识和时间等概念，因此不会少于五维，甚至比五维还要多。

我们认为人的心神系统有两套，一是先天系统（图7-1），二是后天系统（图7-2）。

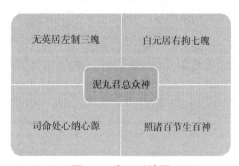

图 7-1　先天系统图

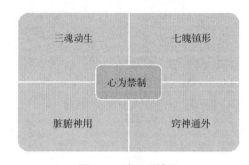

图 7-2　后天系统图

先天为体，后天为用，先天系统多用于人们修炼，后天系统多用于阐明生命活动。中医所研究的是先天和后天相和谐统一的系统，侧重于后天，从生命功能为主导的角度，分析、阐述、综合人的生理机体，重点阐明人的精神、物质（或心理、生理）合一的生命体。其用于养生、防病、治病也是侧重于后天系统；所以本书的研究也是如此，对先天系统只略微带过，不会进一步阐明。

从中医心神的形成中我们知道：中医的心神层次分明，有神（元神具，降真灵也）、魂（阳神，为三魂，动以生也）、魄（阴灵，为七魄，静镇形也）、五脏神（五行分脏，安神也）、六腑神（六律定腑，滋灵也）、窍神（精开窍，通光明也）等不同层次的心神，其功能与作用既各有分工，但又都在神（元神）的统领下协调一体，形成了一个完整的中医心神系统。在生命活动中心神系统占主导地位，然而它又是怎样完成对生命主导的呢？这就是我们研究的重点所在。

心神系统是由心主导、五脏六腑共同参与；五脏六腑、奇恒之腑等提供能量；窍神连通内外；使道为通道；神转不回为运动方式等共同参与，分工协作，共同完成所有的心神活动的一个完整系统，具体分为心为神主、脑为神府、脏为神用，分述如下。

一、心神之主——心

心神是主导人体生命活动的核心，所以《素问·上古天真论》以人对"神"的把握能力来划分人的等级，即独立守神——真人——寿敝天地，无有终时；积精全神——至人——益其寿命而强（归于真人）；精神不散——圣人——可以百数；从上古合同于道——贤人——益寿而有极时。《素问·刺法论》中说："道贵常存，补神固根，精气不散，神守不分，然即神守而虽不去，亦能全真，人神不守，非达至真，至真之要，在乎天玄，神守天息，复入本元，命曰归宗。"阐明了"神"的作用。

《灵枢·天年》说"神气舍心，魂魄毕具，乃成为人"，就指出了神气（即元神，下同）舍于心，兼括魂魄，都借助了心主血脉的功能，成就了心为神主。

"神气"来源于天德与地气，以"德流气薄"的方式，通过父母两精的相互激荡而形成，包含了人类进化的基因、父母的心神基因等，这些先天遗传与胎儿发育成长的过程，造就了人的心神体系，并决定或产生了人先天性的心神活动方式，所以《灵枢》称之为"本神"，其寄住于心，主持人体的生命活动，在《黄帝内经》中就有"四形脏"、"五神脏"之说，在心、肝、脾、肺、肾的命名中，唯独心没有"月"字旁，意思是心神照耀其他四脏，而四脏必须借助心神的动力才能发挥作用。

心神来源于父精母血（先天）中所禀赋的"神气"，接受先天五行精气的润化，而"神气舍心"，所以心神并称，"神气"决定了人智慧高低的基线，又因各种教育（后天）增强或减弱发挥智慧的能力，但这种能力的实现一是依靠"心主血脉"等"使道"功能，使神气能够到达身体任何部位，以确保心主神的实现；二是依靠"心主血"功能，血液作为心神活动的基础，对心神有承负和运转的功能，而且血液的运行是五脏六腑、四肢百骸、皮毛筋骨无处不至，能够实现主宰功能；三是心神自身的智慧极高，具备自行调整的能力；所以"心为神主"（图7-3）。

心为神主，主要是主持先天之体——"五藏神"的神、魂、魄；化生后天之用——"神之用"

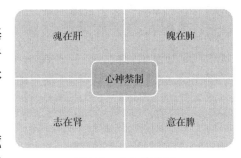

图7-3　心为神主图

意、志。

先天之体决定着人道德、精神、意识、追求等心神活动的方向；也就是说人的人生观、世界观、价值观等由先天之体所决定，道家称之为"真我"。后天之用主要是执行具体的心神活动。

当然先天和后天相互影响，一般情况下先天决定后天，但后天可以增强或减弱先天，在《素问》中就有专门的"四气调神大论"等，当然在道家的著作（比如《道藏》）中更有无以数计的修行方法，这些方法和坚持足够可以调节、修复，甚至是改变我们的心神。

在实践中心神是隐态的，不能用我们的眼、鼻、耳来看到、闻到或听到，也难以用口来描述，只能感悟到；却又决定和影响着人心理、生理的变化过程，从而对一个人的言行举止起着决定性的作用；同时"心者，五脏六腑之大主也，精神之所舍也，其脏坚固，邪弗能容也"（《灵枢》），通过"以神帅气精"实现主持五脏六腑协调，维护人体功能的正常运行，确保人的健康。

近代学者李舒健[①]指出："心主神明的实质是心脏以调控全身血液循环功能为基础，以心神为中介，通过神经-内分泌-免疫网络，进行信息处理整合。"这是现代理论阐明"心为神主"原理的体现。

二、心神之宅——脑

"头者，精明之府"是《黄帝内经》关于"脑为神府"的记载，然而由于中医心神学是以藏象学说为主体，以阴阳五行为工具，以"心主神明"为核心，所以对"脑主神明"没有详细的论述，但我们能在《黄庭内景经》等人体学说中寻找到轨迹。中医的发展与中国道学的发展密不可分，首先中医与道学都来源于易学；其次过去十道九医，对中医发展做出巨大贡献的人，几乎都是医道同修者，如葛洪、华佗、张仲景、孙思邈、李时珍、赵献可等；再者修道之人在一定层次上都能通过自我修行状态（即内证）内视、感悟与体验；而中医藏象学说的发展在很大程度上都与这种自我修行分不开。从道学的发展来看，老子之"道"始终是道教追求的最高目标，对脑神与心神的认识及其相互关系，早在《黄庭内景经》就已经发展得比较完备了。并且这种认识随着三丹田学说的完善和道家内丹学的成熟发展表达得更加清晰。

《黄庭内景经》继承了早期道教医学对大脑的认识成果，将大脑列为独立的认识对象，把眼、耳、鼻、舌这些人体最重要的感觉器官的功能归属于大脑管理。并将这些心理机能意象化为各种神灵，而归属于大脑。梁丘子注云"脑神丹田，百神之主"，这就说明了脑对神明的管理作用。

脑对心神的管理主要是协调管理，一方面贯彻"心为神主"的决策，另一方面管理"脏为神用"的具体运行，协调人体精神和生理的功能，同时又将信息反馈给决策者，为调整决策提供依据。

---

① 李舒健. 浅析"心主神明"的科学内涵[J]. 长春中医学院学报，2006，22（1）：7-8.

脑为神府的生理基础是脑为髓海，肾主精生髓。若肾精满盈则髓海充实，故积精可以健脑。明代著名医家张景岳在《类经》中说："善养生者，必保其精。精盈则气盛，气盛则神全，神全则身健，身健则病少，神气坚强，老当益壮，皆本乎精也。"

在实践中，心主神明多用于医疗者的养生、治病；而脑主神明多用于修行者的练己、化性。所以在医学中就不那么重视"脑"了，而将脑列入奇恒之腑。直到西医进入我国，大多数人不明白这个差异，更不清楚心神系统的多层次与多样性，而出现了"心主神明"、"脑主神明"的学术之争，更有甚者，以此作为攻击中医不科学的利器。要详细了解"脑为神府"请参照本书第四章元神的基本概念和本章先天系统图。

三、心神之用——脏腑

"脏为神用"是中医心神系统中最有意思又最实用的学说，却又从未系统化，因此给人们带来很多困惑，甚至以讹传讹。要清楚地认识、掌握、运用这一学说，必须明白"五藏神"与"五脏神"生理功能和定位。

（一）五藏神

五藏神是指五脏所藏之神，为"三月阳神"、"四月阴神"、"八月元神"等。在《素问》中有两处记录：

一是"心藏神，肺藏魄，肝藏魂，脾藏意，肾藏志。是谓五脏所藏"（《素问·宣明五气》）。

二是"夫心藏神，肺藏气，肝藏血，脾藏肉，肾藏志，而此成形。志意通，内连骨髓，而成身形五脏"（《素问·调经论》）。

"心藏神、肾藏志"论述相同；但其余却有差异。

在《难经·三十四难》中"肝藏魂、肺藏魄、心藏神"三者相同，"脾藏意与智，肾藏精与志"又与《素问》稍异。

为什么会有这个差异呢？综合《灵枢·本神》和胎儿的发育过程是可以清楚认识的：一是"肝藏血，血舍魂"、"脾藏营，营舍意"、"心藏脉，脉舍神"、"肺藏气，气舍魄"、"肾藏精，精舍志"（《灵枢·本神》）。心神是以血、脉、营、气、精等五脏所藏之精微物质作为生理基础；所以根据篇章整体内容的不同，其描述的重点会稍有不同。二是在胎儿发育中神魂魄是入住的，即"三月阳神"、"四月阴神"、"八月元神"，为心神之体，所以都相同；而意和志是"神气舍心"所化生，为提取记忆所成，即"心有所忆谓之意；意之所存谓之志"（《灵枢·本神》），系心神之用，所以有稍微差异。

1. 心藏神——心为君主之官，神明出焉

心藏神之神指的是元神，即"八月元神"。而元神的作用是人生命中最重要的：决定了胎儿是否可以成活？决定能否成为正常的人？决定怎样做人？

正因为心藏元神，而元神的作用如此重要，所以决定了心为君主之官，履行主神明的职责，称之为"生命之本"，所以说"心者，生之本，神之变也"。

心藏神需要依靠与小肠为表里、心主血、外合于脉、舌为官的功能才能实现，小肠提供营养来源，血为神运行载体和营养物质，脉为神明的使道，舌头收集信息，只有心主小肠、心主血脉、舌为官的功能正常，心主藏神的功能才能正常（详见本书第九章）。

但有意思的是心不直接参与心神的具体活动，而由"膻中者，臣使之官，喜乐出焉"来代替心参与具体的心神活动，这是因为"宗气会于上焦之膻中穴，主行脉气于诸经，而分部阴阳，为君主之臣使，乐趋君令，喜乐出焉"（《黄帝内经素问注证发微》）。

2. 肝藏魂——肝为将军之官，谋虑出焉

肝藏魂是指"三月阳神"，是一个独立的系统，其作用是动之以生，是人精神活动的具体实施执行者、管理者，能直接参与元神的决策，影响到生命存亡和健康品质，分为三魂。

因魂藏于肝，所以肝被称为"将军之官"，管理人的谋略；我们知道谋略要变成行动，中间要有一个决断过程，所以《素问·灵兰秘典论》提出"肝者，将军之官，谋虑出焉"后，紧接着为"胆者，中正之官，决断出焉"。《黄帝内经素问注证发微》说："肝者主为将。胆为肝之腑，谋虑贵于得中，故为中正之官，两断所出、犹决胜于千里之外也。"这就是因为肝胆互为表里，尽管谋虑由肝所出，但决断却是由胆，这样才能形成完整的决策过程。

肝藏魂要依靠肝主疏泄的功能，才能使魂能够随神往来，并且运行于机体全身，无处不达；同时由于魂性善游，在人卧血归于肝时，将魂回归于肝。一个疏泄让魂游走全身，一个藏血让魂回归于肝而消除疲劳，共同维护着"肝藏魂"。由于魂趋生的特性，能够修复人体，称之为"罢极之本"，所以说"肝者，罢极之本，魂之居也"。

3. 肺藏魄——肺为相传之官，治节出焉

肺藏魄是指"四月阴神"，自成一个系统，七魄的生理功能，主要是"静镇形也"，集中管理六腑和三焦两大系统，调控它们的气化与气运，但并不对某一具体器官进行深入性具体的管理，主要是粗放式的管理，分为七魄。七魄属阴，是心神的具体实施执行者，但又管理协调各脏腑组织器官的生理机能，"并精而出入者谓之魄"，因此与人的肉体相伴而生成，与肉体具有不可分离性，其对机体的管理功能，就像治理国家一样，所以称之为"相傅之官，治节出焉"。

肺藏魄的功能要依赖与大肠互为表里、肺主气、司呼吸、外合皮毛的功能才能实现。魄对六腑的管理，要借助大肠的传导；肺主气，才能让魄"并精而出入"，因为有气行才能精行；要让魄通行三焦，只有借助司呼吸的一呼一吸才能达上、润下，完成对身体的管理。由于魄趋死的特性，对气的耗损很大，又管理着三焦气化，称之为"气之本"，所以说"肺者，气之本，魄之处也"。

4. 脾藏意——脾为谏议之官，智周出焉

"脾藏意，肾藏志"，在胎儿的发育过程中无对应的神，根据《灵枢·本神》"所以任物者谓之心；心有所忆谓之意；意之所存谓之志"，当为神之用，是心主神明之功能所衍生，乃神之用，非先天之神体，系后天之神用。

意是提取藏于心的神，作为记忆，用作思维、处事的开始，所以《素问·刺法论》曰"脾为谏议之官，知周出焉"。

关于脾藏意的功能，《素问·灵兰秘典论》说"脾胃大肠小肠三焦膀胱者，仓廪之本，营之居也"。《素问·六节藏象论》说"脾胃者，仓廪之官，五味出焉"，这是从滋养的角度说的，是说脾藏意的功能要履行好，必须依靠胃主受纳等六腑的功能，还要借助于外合于肉和开窍于口之功，所以《素问·调经论》说"脾藏肉"。

5. 肾藏志——肾为作强之官，技巧出焉

肾藏志是因为一旦确立目标方向，就可"志意通，内连骨髓，而成身形五藏"（《素问·调经论》）。而"肾者，作强之官，技巧出焉"（《素问·灵兰秘典论》）。所以要依靠肾的功能来确保志的实现。当然也离不开膀胱之腑的气化；外合骨、开窍于耳的功能。然而这些功能的发挥又与"肾者，主蛰，封藏之本，精之处也"（《素问·六节藏象论》）密切相关。

"五藏神"其实有脏有象，《黄帝内经》没有记载，但《黄庭内景经》中有记载。后世的医家对此多有探讨，比如唐代女医家胡愔，著有《黄庭内景五藏六腑图》一卷，其在自序中说："五脏者，为人形之主。一脏损则百病生，五脏损则百形灭。故立五脏者，神明、魂、魄、志、意之所主。是以心主神，肝主魂，肺主魄，脾主智，肾主精。发外为五事，上应五星，下应五岳，皆模范天地，禀象日月，触类而取，不可胜言。若能存神修养，克己励志，其道成矣。"[1]

该书前有序文，再讲肺、心、肝、脾等脏，每脏的分析有：①图，说明某脏之生理解剖位置、形状、重量、功能等，②修养法，言以气、津、思等方式调和各脏；③相病法，诊断脏腑病症；④治病方，对症下药，各有处方；⑤吐纳法，以气调理肝、脾、肾、胆四脏；⑥忌食法，分时节禁忌食物；⑦导引法。我们将五脏六腑图附录于下。

五藏神与四时、日、时的关系密切，以"五行之气，死于四时之胜克也"。所以有死于冬、死于春、死于秋、死于夏、死于季夏等时间概念。

附　胡愔五脏六腑图

一、心

心，火宫也。居肺下、肝上，对鸠尾下一寸，色如缟映绛，形如莲花未开之状。

心为诸脏之主，明运用生，是以心藏神，亦君主之官也。神明出焉，监饮四方，亦号"五神君"，亦号"太尉公"。心为帝王，正居中央，亦号曰"灵台"。

---

[1] 出自《黄庭内景五藏六腑图》。

其心者，色赤火，心色如火也。如雄鸡心色者，生黑色者死。

二、肝

肝，木宫也。居心下少近，左有三叶，色如缟映绀。

夫肝者，震之气，木之精，其象青，其象如悬匏，其神形如青龙。肝主魂，化为二玉童，一青衣、一黄衣，各长九寸，持玉浆出于肝脏，一云："肝有三童子，六玉女守之。"

三、肺

肺，金宫也，为五脏之华盖，本一居上，对胸有六叶，色如绮映红。

夫肺者，兑之气，金之精，其色白，其象如悬磬，其神形如白兽。肺生魄，化为玉童长七寸，素衣持兵杖，往来于肺腑也。一云：肺有七童子，十四玉女守之。

四、脾

脾，土宫也，掩太仓在脐上三寸，色如缟映黄。

夫脾者，坤之气，土之精，其色黄，其象如覆盖，其神形如凤。脾主意，化为一玉女，长七寸，循环于脾脏也。

五、肾

肾水宫也，左肾右肾，前对脐，膊着于春色，如缟映紫。

夫肾者，坎之气，水之精，其色黑，其象如悬石，其神形如鹿，两头主智，化为玉童，长一尺也。人之肾脏，其神和也，人之柔顺，其至而后全，其生则合夫太清也。

（二）五脏神

关于"五脏神"（表7-1），《黄帝内经》等中医经典著作中没有明确的概念，所以也没有名称。但《黄庭内景经·神章第八》中有"心神丹元字守灵，肺神皓华字虚成。肝神龙烟字含明；肾神玄冥字育婴，脾神常在字魂停"的名称记录。中医是从功能的角度来阐述人的生命运动，为了更好地记忆、运用，我们就直接用五脏神、五脏阳神、五脏阴神的名称。肝、肺、心、肾、脾的阳神分别管理人的仁、义、礼、智、信五德；肝、肺、心、肾、脾的阴神分别管理人的怒、悲、喜、恐、思五志，五脏阳神与五脏阴神相互制约、维持平衡，具体完成人的心神活动，合称为五脏神。

表 7-1 五脏神与德志表

五脏	阳神	五德	阴神	五志
心	丹元	礼	识神	喜
肝	龙烟	仁	游魂	怒
肺	皓华	义	鬼魄	悲
脾	常在	信	妄意	思
肾	玄冥	智	浊精	恐

　　五脏中自有一对阴阳属性的神管理各自脏腑本身的气机、生理功能和心神活动，统称之为五脏神。五脏阳神大都主清明、主生机、主活力、主兴奋；五脏阴神大都主秽浊、主委靡、主抑制。阴阳平衡时则形成动态健康，阴神胜于阳神则出现衰弱和疾病，阳神胜于阴神则长生。

1. 五脏阳神

　　（1）心阳神：道家名为丹元，在五行属性中属于阳性的丙火，管辖礼；主持血脉的输布，调理气血的平衡。其能量来源于肝中的阳木，从肝气中调动肝阳神能量来润化。

　　阳火生阳土，心阳神向脾阳神输送能量，直接关系到脾阳神的活力，有助于信德品格的形成稳定、信德能量的生发与化生。阳火克阴金，心阳神的品格与能量，能有效地克制肺阴神对义德品格和能量的副作用，支持肺阳神的生理机能。

　　心阳神辅佐心藏元神，司理心主神明的神运，所以就有"有什么样的心，就有什么样的神"之说，元神品和质的高低，直接与心阳神的扶生、长养相关。心开窍于舌，外合于脉，心阳神管辖着人体的舌，其华在面，心阳神强健、礼德能量充实的人，面相上印堂明亮，润泽有光，举手投足行为端正，言语清晰且声音洪亮，而且神气充足不易疲劳。

　　（2）肝阳神：道家名为龙烟，在五行属性中属于阳性的甲木，管辖仁；主持调节肝脏本身先天和后天多种功能。其能量来源于肾中的壬水，从肾气中调动肾阳神能量来润化。

　　阳木生阳火，肝阳神向心阳神输送能量；并且能平衡调节三魂、七魄。因此肝阳神能量的盛衰，决定着精神系统仁德和礼德品质的高低，同时也决定着信德、义德的质量。阳木克阴火，肝阳神的品格与能量，能有效地克制脾阴神对信德品格和能量的副作用，支持脾阳神的生理机能。

　　因肝藏血、主疏泄、化生的功能性，肝开窍于目，外合于筋，肝阳神管辖着人体的双眼，使双眼清澈明亮。肝阳神能量充沛时，人的眼睛必然明亮有神而具备慈力，显出慈眉善目的神气，而且全身筋脉柔和，形体舒展自然。

　　（3）肺阳神：道家名为皓华，在五行属性中属于阳性的庚金，管辖义；主持宣发肃降。其能量来源于脾中阳土，从脾阳中调动脾阳神能量来润化。

　　阳金生阳水，肺阳神向肾阳神输送能量，直接关系到肾阳神的活力，有助于智德品格的形成稳定、智德能量的生发与化生。阳金克阴木，肺阳神的品格与能量，能有效地克制肝阴神对仁德品格和能量的副作用，支持肝阳神的生理机能。

　　肺主气、司呼吸；在胸中生发产生宗气，因此是脏腑精气补充的源泉，故称之为"气之本"。开窍于鼻，外合于皮毛，肺阳神充沛的人在形体的外在显现方面，鼻柱和两侧气色黄明，全身的皮肤润泽，毛发柔软，为人讲义气，喜帮助人。

　　（4）脾阳神：道家名为常在，在五行属性中属于阳性的戊土，管辖信；主持承载和运化功能。其能量来源于心中阳火，从心阳中调动心阳神能量来润化。

　　阳土生阳金，脾阳神向肺阳神输送能量，直接关系到肺阳神的活力，有助于义德品格的形成稳定、义德能量的生发与化生。阳土克阴水，脾阳神的品格与能量，能有效地克制肾阴神对智德品格和能量的副作用，支持肾阳神的生理机能。

　　脾主运化、主升清，司理意识活动；开窍于口，外合于肉，脾阳神充沛的人在形体的外在显现方面，必定是唇红齿坚，身形没有赘肉，显出身轻体健的活力，讲信誉，言出必行。

（5）肾阳神：道家名为玄冥，在五行属性中属于阳性的壬水，管辖智；主藏精，为封藏之本。其能量来源于肺中阳金，从肺阳中调动肺阳神能量来润化。

阳金生阳水，肺阳神向肾阳神输送能量，直接关系到肾阳神的活力，有助于智德品格的形成稳定、智德能量的生发与化生。阳水克阴火，肾阳神的品格与能量，能有效地克制心阴神对礼德品格和能量的副作用，支持小阳神的生理机能。

肾为先天之本，储存先天元气；肾阳神主理运用先天真水和肺金之气转化为元精，是人生命活动的动力源头。开窍于耳，外合于骨，肾阳神充沛的人在形体的外在显现方面，表现为耳聪目明、骨筋壮实。肾阳神充实的人，做人以守谦恭处下为原则，虚怀若谷，谦虚柔和，而且善于圆融变通，为人处事通常达变，不迷恋声色。

2. 五脏阴神

（1）心阴神：道家名为识神，在五行属性中属于阴性的丁火，管辖喜；其能量来源于肝中的阴木，从肝阴中获得肝阴神的能量来滋生。

阴火生阴土，心阴神主持这种能量运化，能够伤损脾阳神的活力，破坏信德品格的形成和稳定，阻碍信德能量的聚集与运化。阴火克阳金，因此心阴神的活动能克制肺阳神的活力，破坏义德品格的形成和能量生化。

心阴神管辖喜志，"喜伤心"是指超越生理阈限的喜，既可以直接作用于心本身，同时也可以影响全身。

心阴神过于强壮，礼德能量不足，心阳神被压抑的人，会影响智识的正确抉择。那么在人生际遇上，必定会苦厄伴形随影，盲目努力，付出多，失败多而成就甚少。常常对人怀有怨恨之意，表现为性情急躁，无理争胜，强词夺理，并粉饰己过，且诽谤别人来抬高自己。

（2）肝阴神：道家名为游魂，在五行属性中属于阴性的乙木，管辖怒；其能量来源于肾中的阴癸水，从肾阴中获得肾阴神的能量来滋生，耗损肾中先天元气。

阴木生阴火，肝阴神也就容易资助心阴神，制约心阳神的活力，还能破坏礼德品格和能量的形成与稳定；而使喜志过度，损伤内脏。同时阴木克阳土，肝阴神能够破坏脾阳神功能的发挥，影响信德品格和信德能量的形成和稳定，以及生化机能。

肝阴神管辖怒志，平时是以气的形式存在，但一旦遇事而发，就会作用于心阴神生成怒火。怒气属于邪气，直接损伤肝阳神，而使仁德缺失，丧失仁慈之性，失去爱心与孝道，丢失宽怨和自责反思，自私而霸道。

肝阴神活力强时，人多处于紧张的人生状态中。缺乏朋友而孤独前行。常表现为目中无人，自傲抗上，欺上压下，不服人管；怒气常生、常发，或生闷气；对人生硬，常会顶撞别人，言语不慈和而呛人。

（3）肺阴神：道家名为鬼魄，在五行属性中属于阴性的辛金，管辖悲；其能量来源于脾中阴土，从脾阴中获得脾阴神的能量来滋生。

阴金生阴水，会制约肾阳神的功能，破坏智德品格能量的形成。阴金克阳木，能够损害肝阳神的功能，破坏仁德品格的形成和能量的生化。

肺阴神管辖悲志，在肺产生的悲志，会直接伤害肺主气的机能，损肺阳神及肺，破坏义德品格的形成和稳定，直接耗散肺中的义德能量。

肺阴神强而义德品质不佳的人，常常是贫困伴随型，甚至穷困潦倒一生。多盲目崇尚武力，好斗争胜；待人接物则是虚伪好辩，搬弄是非，谎言骗人以自欺，无端恼人，推卸责任，好大喜功。身体上先损于肺，使呼吸系统容易发病，如气喘咳嗽，甚至肺痨咳血，以及咽喉病，皮肤病。

（4）脾阴神：道家名为妄意，在五行属性中属于阴性的己土，管辖思；其能量来源于心中阴火，从心阴中获得心阴神的能量来滋生。

阴土生阴金，脾阴神能制约肺阳神，影响义德品格和能量的产生。阴土克阳水，脾阴神能克制肾阳神的活力，破坏智德品格的形成和能量的生化。

脾阴神管辖思志，在脾产生的这种妄思，干扰破坏脾胃本身的气机，对脾阳神的信德能量的摧毁作用极强，破坏人们建立正确的信仰和信念，以邪为正，以妄为常，导致妄信，顽固执着，不易改变。

脾阴神活力强，能够上传于心阴神，在人生际遇上，让人终生劳累心身，被私心贪欲、名利财所困，苦苦挣扎。精神性格上常表现为猜忌多疑，不信任何人，也不被他人所信任。怀疑一切，自私不知反省，只会埋怨别人，言人是非。信义全无，不顾信誉，常以欺人为乐事，以欺骗成功而自鸣得意。身体上多是中焦气机滞碍而虚弱气短，胸闷腹胀，吸气吞酸，甚至泄泻，胃肠溃疡。

（5）肾阴神：道家名为浊精，在五行属性中属于阳性的癸水，管辖恐；其能量来源于肺中阴金，从肺阴中获得肺阴神的能量来滋生。肾阴神破坏力强，直接伤肾和损智德；破坏肾中真火真水的封藏与生发，扰乱肾精元气的运行输布。肾阴神能窃取元精，化为浊精为肾阴神享用，使人欲望丛生。

阴水生阴木，会损伤肝阳神，破坏仁德。阴水克阳火，故能损伤心阳神，破坏礼德。

肾阴神管辖恐志，在肾形成的恐志，直接耗散元精，损伤双肾。抑制和破坏智德品格的形成和智德能量的积聚。

肾阴神活力强盛的人，阴水必盛而贪于淫乐，淫欲也较炽盛。智能受损，判断力差、办事常出差错；愚鲁迟钝，多愁善感，忧虑自生，自寻烦恼。

肾阴神活跃则耗散大量元精，肾主骨，开窍于耳与二阴，易导致精神委靡不振、生殖功能障碍、骨质病变、腰腿疼痛、阳痿遗精、耳聋耳鸣等。

（三）分析

通过以上论述我们知道"五藏神"与"五脏神"是两个不同概念，一是要明确其不同与各自的定位。二是"五藏神"与"五脏神"既密切相连，但又各自不同，只有准确定位各自的生理功能，明白二者的功能与对人的不同主导作用，才能系统地完成和运用中医心神学说。二者有以下几方面的联系（图7-4）。

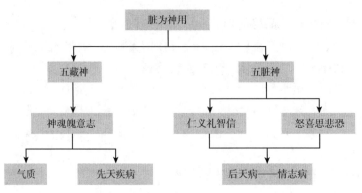

图 7-4　脏为神用图

1. 相同点

（1）载体相同：都与五脏密切相关，以五脏作为载体。

（2）依靠功能相同：都以五脏的生理机能作为活动的基础，依赖五脏的生理功能来发挥各自的神志功能。

（3）目标相同：共同主持、协调、配合、管理人的神志活动。

2. 不同点

（1）来源不同："五藏神"来源于父精母血，所谓"天在我者德也"，多来自先天的遗传；而"五脏神"却是随着胚胎的发育而生成，所谓"地在我者气也"，来自后天的生长。

（2）能量提供途径不同。

1）五藏神来源于五藏精气——奇恒之腑提供润化：心在体为脉，脉为心提供润化，养神；胆与肝为表里，胆为肝提供润化，养魂；髓为精所化，并精出入，髓为肺提供润化，养魄；脑为髓海，为脾提供润化，养意；肾在体为骨，骨为肾提供润化，养志。

2）五脏神来源于五脏形气——六腑提供生化，分阳神与阴神，对应管理仁、义、礼、智、信和怒、喜、悲、恐、思。

（3）地位不同："五藏神"中以"神"为核心，"魂魄"受制于神，"意志"是"神"所化生的具体执行者；而"五脏神"中所有的阴阳神都是平等的，其管理的"仁义礼智信"和"喜怒悲恐思"是平行的。

（4）作用不同："五藏神"主导着人神志活动，侧重于人的精神世界，决定着人道德、精神、意识、追求等神志活动的方向，统率所有神志共同完成人的神志活动，也就是说人的人生观、世界观、价值观等由"五藏神"所决定，塑造的是人的气质，因此人之修养多从"五藏神"入手。

"五脏神"是心神活动的执行者，侧重于礼仪规范与情绪管理，塑造的是人的性格，又分阳神与阴神。"五脏阳神"主清明、主生机、主活力、主兴奋，肝肺心肾脾的阳神分别管理人的"仁义礼智信"五德；"五脏阴神"主秽浊、主委靡、主抑制，肝肺心肾脾的阴神分别管理人的"怒悲喜恐思"五志，具体完成人心神活动协调和心神活动的具体实施。

（5）发病不同："五藏神"所产生的疾病多是先天的，由遗传所决定，称之为"发于本"，即是本因。而"五脏神"的阴阳神平衡时则为动态健康，阴阳神失衡则出现衰弱和疾病，是人体产生神志疾病的基础，为后天的，由人的学习所决定，称之为"或发于阴"、"或发于阳"，而这才是中医治疗神志病的着力点。

3. 心理需求

五脏阳神与五脏阴神因为功能上的不同，二者之间既相互感应、相互制约，又相互协同，其以"阳生阴长"、"阳杀阴藏"的方式进行交变。阳神强而阴神弱则"五德"为主导；阴神强而阳神弱则"七情"为主导。进而形成"阴平阳秘"的动态平衡，在这个过程中因感应而产生新的功能，这个功能导致了既不同于五德，又不是七情的需求，这就是人的心理需求。阐述如下。

（1）自主需求：心的阳神与阴神相互制约，各自发挥礼德与喜志的能量，因此产生了自主的需求（图 7-5），礼德注重于繁文缛节的各种规范性礼仪；喜志则更偏重自我快乐的享受。二者在阳神与阴神功能的推动下，让自我控制朝各自一方发展。心阳神能力强则礼性多，更加注重自我控制以更多地适应社会规范；心阳神能力超强大，就会成为彬彬有礼、温文尔雅的正人君子。若心阴神过强，则会影响心智的正确抉择，往往以自我为中心，以自我享受为追求，不会顾及他人的感受。

（2）尊重需求：肝的阳神与阴神相互制约，各自发挥仁德与怒志的能量，因此产生了尊重的需求（图 7-6），仁德注重于对人、对物的仁慈与爱护；怒志则更偏重自我情感的发泄。二者在阳神与阴神功能的推动下，让尊重朝各自一方发展。肝阳神能力强则仁性多，更加注重以人为本，富有爱心，通过对他人的尊重来获得他人对自己的尊重；肝阳神能力超强大，就成为推己及人、关爱世间的一切人与物、有高尚情怀的人。若肝阴神过强，则会丧失仁慈之性，失去爱人之心，甚至孝道有亏；力图通过争强来逼迫别人尊重自己；丢失宽怨和自责反思，遇到事情，或因事未遂，就会怒气勃发。

（3）关爱需求：肺的阳神与阴神相互制约，各自发挥义德与悲志的能量，因此产生了关爱的需求（图 7-7），义德注重坚持正义，保持节操；悲志则更偏重盲目崇尚武力，好斗争胜。二者在阳神与阴神功能的推动下，让关爱朝各自一方发展。肺阳神能力强则讲义气，当做就做，不该做就不做；肺阳神能力超强大，对人对事都合乎道德标准，甚至是舍生取义，为重信义牺牲生命。若肺阴神过强，则待人接物虚伪好辩，搬弄是非；争胜好斗、好大喜功。

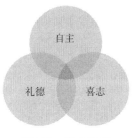

图 7-5　自主需求

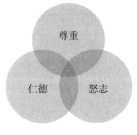

图 7-6　尊重需求

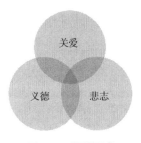

图 7-7　关爱需求

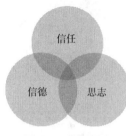

图 7-8　信任需求

（4）信任需求：脾的阳神与阴神相互制约，各自发挥信德与思志的能量，因此产生了信任的需求（图7-8），信德注重诚实、信任；思志则更偏重思虑无穷，面面俱到，三思而无结果。二者在阳神与阴神功能的推动下，让信任朝各自一方发展。脾阳神能力强就有正确的信仰和信念、诚实、为人可靠；脾阳神能力超强大则一诺千金、言出必行、言行一致，不欺骗，不怀疑，可以为履行诺言而牺牲自己的利益。若脾阴神过强则妄信，以邪为正，以妄为常，顽固执着。终生劳累心身，斤斤计较名利；猜忌多疑，不信任何人，也不被他人所信任；信义全无，不顾信誉，常以欺人为乐事，以欺骗成功而自鸣得意。

（5）安全需求：肾的阳神与阴神相互制约，各自发挥智德与恐志的能量，因此产生了安全的需求（图7-9），智德注重明白是非、曲直、邪正的是非之心；恐志则判断力差，偏重于防范，以贪图享乐来体现安全感。二者在阳神与阴神功能的推动下，让安全朝各自一方发展。肾阳神能力强则充满智慧，思考文理密察；个人能力强，能适应于家庭、社会；肾阳神能力超强大的人就是智者，能通晓天地之道、深明人世之理。肾阴神活力强盛的人，智能受损、愚鲁迟钝、办事易出差错；生活上贪于享乐，淫欲也较炽盛。

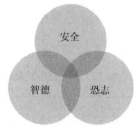

图 7-9　安全需求

四、窍神连通内外

眼、鼻、口、舌、耳等五官九窍的神，可以称之为"窍神"，即"七月精开窍"，其作用就是与外界连通，即"通光明也"。关于"窍神"之名，《黄帝内经》中无记载，但在道家著作《黄庭内景经》中有："眼神明上字英玄，鼻神玉垄字灵坚，耳神空闲字幽田，舌神通命字正伦。"道教八大神咒——净口咒有"丹朱口神，吐秽除氛；舌神正伦，通命养神；罗千齿神，却邪卫真；喉神虎贲，气神引津；心神丹元，令我通真；思神炼液，道气长存"等记载。从中我们可以知道"窍神"的名称与功能，构成了完整的接收外界信息的通道。

"窍神"作为连接人体与外界的通道，是"使道"的引领者和管理者，它依靠五官目、舌、口、鼻、耳的生理功能，主持着视、味、触、嗅、听等感觉，收集外界信息，通过外合的筋、脉、皮、肉、骨等通道，传递到各自对应的六腑，经过六腑的分清别浊，上传对应的五脏，作为信息参与到五脏神的心神活动中（表7-2）。

表 7-2　五窍神表

五官	五窍神	五觉
目	明上	视
舌	通命	味
口	丹朱	触
鼻	玉垄	嗅
耳	空闲	听

五、结　　语

　　中医心神是一个独立的系统，由心、脑等五脏六腑共同管理，"心为神主"是对心神系统有统率、主持作用；"脑为神府"是对心神的协调管理功能；而"脏为神用"是对心神的具体执行；其中"五藏神"起主导作用，"五脏神"由阳神与阴神相互制约、维持一个动态的平衡，从而产生出心理需求。"心为神主"、"脑为神府"、"脏为神用"三者之间是统一和相互作用的；通过"窍神连通内外"与外界连接，它们共同构成了中医心神系统。我们以五行为概括，以五脏为中心，把中医心神与生理结合，形成了五行藏象学说，详见表 7-3。

表 7-3　心神系统表

| 五行 | 五脏 | 五藏神 | 五脏神 | | 五德 | 五志 | 五腑 | 五体 | 五官 | 五觉 |
			阳神	阴神						
木	肝	魂	龙烟	游魂	仁	怒	胆	筋	目	视
火	心	神	丹元	识神	礼	喜	小肠	脉	舌	味
土	脾	意	常在	妄意	信	思	胃	肉	口	触
金	肺	魄	皓华	鬼魄	义	悲	大肠	皮	鼻	嗅
水	肾	志	玄冥	浊精	智	恐	膀胱	骨	耳	听

第八章　人格体质论

人格与体质的形成与以下因素相关。

1. 先天禀赋

先天禀赋是指从人的受孕以及在母腹中胎儿形成过程中的因素。

一是人类的进化基因、父母人格与体质都直接决定着个体的人格体质，并且奠定了个体心理发展差异的先天基础，决定了心理发展的高低限度。

二是胎儿发育过程中接受先天五行精气的多少，以及接受精气时与孕育胎儿在一年四季中的五行相合度的多少，直接决定着胎儿五行之气的偏颇。

三是人出生时的地域。

四是出生年份的五运影响。

五是出生年份的六气影响，六气又分主气和客气。

这五种因素叠加，相互作用，形成了人格体质的先天。

孙思邈在阐述胎儿发育过程中就明确提出："妊娠一月，名始胚；……足厥阴脉养……足厥阴内属于肝……阴阳新合为胎。妊娠二月，名始膏；……是为胎始结。……足少阳脉养……足少阳内属于胆，……始阴阳踞经。妊娠三月，名始胎；……手心主脉养……手心主内属于心……为定形。妊娠四月，始受水精，以成血脉……手少阳脉养……手心主内属三焦。四月之时，儿六腑顺成。妊娠五月，始受火精，以成其气……以定五脏……足太阴脉养……足太阴内属于脾。五月之时，儿四肢皆成。妊娠六月，始受金精，以成其筋……足阳明脉养……足阳明内属于胃。六月之时，儿口目皆成。妊娠七月，始受木精，以成其骨……手太阴脉养……手太阴内属于肺。七月之时，儿皮毛已成。妊娠八月，始受土精，以成肤革……手阳明脉养……手阳明内属于大肠，主九窍。八月之时，儿九窍皆成。妊娠九月，始受石精，以成皮毛，六腑百节，莫不毕备……足少阴脉养……足少阴内属于肾。肾主续缕，九月之时，儿脉续缕皆成。妊娠十月，五脏俱备，六腑齐通，纳天地气于丹田，故使关节人神皆备，但俟时而生。"这就是人格体质在母腹中形成的完整描述。

2. 后天长成

后天长成是指胎儿出生后以及在成长过程中的因素，一般在三十岁前定形。

一是出生后又通过 "天食人以五气、地食人以五味"气味相合，神乃自生。

二是依靠"中傍人事以养五脏"的心理能量滋养。

三是后天模仿与学习。

四是人生的实际经历与磨炼。

人的先天后天不断地感应与整合，进行气的交变，逐渐形成了个体的人格体质，所以用神机与气立来阐述。

神机、气立见于《素问·五常政大论》："根于中者，命曰神机，神去则机息。根于外者，命曰气立，气止则化绝。"《素问·六微旨大论》曰："出入废则神机化灭，升降息则气立孤危。"《素问·生气通天论》中还有"是以圣人陈阴阳，筋脉和同，骨髓坚固，气血皆从。如是则内外调和，邪不能害，耳目聪明，气立如故"的记载。关于气立张志聪注曰："惟圣人敷陈其阴阳。使升降出入。外内调和。是以气立如故也。"其义与前两处相同。

神机与气立一内一外。神机是心神的功能活动，人的心理及行动等皆是心神所发，所以根于内；神机的概念与神之用的概念其义相同。气立是生理的功能活动，依靠外界的营养物质进行生长化收藏，所以根于外者。神机、气立相互为用，仔细揣摩以下注释便可明白。

王冰注曰："诸有形之类，根于中者，生源系天，其所动静，皆神气为机发之主……是以神舍去，则机发动用之道息矣。根于外者，生源系地，故其所生长化收藏，皆为造化之气所成立……是以气止息，则生化结成之道绝灭矣。""生气根于身中，以神为动静之主，故曰神机也"。

张介宾注曰："物之根于中者，以神为主，而其知觉运动，即神机之所发也，故神去则机亦随而息矣。""凡植物之无知者，其生成之本，悉由外气所化，以皮谷为命，故根于外。""物之根于外者，必假外气以成立，而其生长收藏，即气化之所立也，故气止则化亦随而绝矣。所以动物之神去即死，植物之皮剥即死，此其生化之根，动植之有异也。"

吴瑭注曰："诸有形之类根于中者，生系于天，其知觉运动，皆神气为机发之主，若神去则知觉运动之道息矣。"

神机与气立的交变、整合使人的气血有多有少、五行之气有强有弱，从而形成一个固定的模式——人格体质。

关于人格体质的分类，现代中医学家王琦在 1995 年主编出版了《中医体质学》一书，把人的体质分为九大类，即平和质、气虚质、阳虚质、阴虚质、痰湿质、湿热质、血瘀质、气郁质、特禀质九个类型。每类包括了：总体特征、形体特征、常见表现、心理特征、发病倾向、对外界环境适应能力等内容，并有相关量表，于 2009 年 4 月 9 日以《中医体质分类与判定》由国家中医药管理局作为标准正式发布，为现在中医界通用。

《黄帝内经》运用阴阳五行学说，按照五行属性的特点和阴阳之气的多少，将人格体质分类为"阴阳二十五人"和"阴阳五态之人"等，从而使人格体质统一于阴阳五行之中，这是在"形神合一"的指导下，将人格与体质结合起来，阐述个性心理、生理特征的理论。这充分说明人的个性特点的形成，由先天体质禀赋所决定，尤其是气质的形成更是如此，当然也与后天学习、家庭与学校教育、个体成长经历等密切相关。

对于《黄帝内经》的分类，王琦认为主要有以下几种：

一是五行归属方法。其指导思想为五行学说，是指导《黄帝内经》对体质现象进行分类的一种重要方法，以《灵枢·阴阳二十五人》为代表。

二是阴阳含量划分法。即以阴阳量的多少为分类方法。以《灵枢·通天》为代表。

三是形态与机能特征分类法。以《灵枢·逆顺肥瘦》和《灵枢·卫气失常》为代表。

四是心理特征分类法。根据人类的心理特征对体质进行分类。这其中又可分为《灵枢·寿夭刚柔》中的刚柔分类法、《灵枢·论勇》中的勇怯分类法和《素问·血气形志》中的形态苦乐分类法。

五是王琦还提出《黄帝内经》中类似于体质分类的内容:《灵枢·论勇》的体质五色分类法;《灵枢·五变》中的形态机能分类法;《灵枢·本脏》中的脏腑形态特性分类法,《素问·异法方宜论》中的体质地域分类法。

对于以上《黄帝内经》中的多种体质分型,王琦还以《黄帝内经》原文为依据列出多种划分类型分类表。但在各种人格体质分类法中,以《灵枢·阴阳二十五人》中的"阴阳二十五人"与《灵枢·通天》中的"五态人"为代表。

现代中医学者王米渠,综合《灵枢·通天》和《灵枢·阴阳二十五人》,列成"《黄帝内经》阴阳人格体质学说内容分析表"。表的横向设计从左到右以《灵枢·通天》的太阳、少阳、阴阳和平、少阴、太阴五态人,按阳气研究内容递减,阴气递增的顺序排列。然后将《灵枢·阴阳二十五人》的五行人,首先分别把阳、阴气最盛的火、水两形人置于两极,其次土形之人对应中间的阴阳和平之处,最后将金、木两形人分别对应少阳与少阴。于是形成太阳—火形人、少阳—金形人、阴阳和平—土形人、少阴—木形人、太阴—水形人的对应关系。表的纵向设计分为心理特点(又分为情感、认知、意志、一般行为、社会行为五个方面)、体形特征(又分为面部、头部、肩背、四肢、其他、颜色、声音多个方面)、环境(又分为地区和四时)、临床运用(又分为发病、病机、治则三个方面)等项,并依次探讨其规律。

我们回到《黄帝内经》中的五态人、阴阳二十五人,进行分析如下。

一、五 态 人

《灵枢·通天》曰:"盖有太阴之人,少阴之人,太阳之人,少阳之人,阴阳和平之人。凡五人者,其态不同,其筋骨气血各不等。"将人分为五态,依据是"筋骨气血各不等",筋骨从外可见,气血则有常数。

关于气血的常数,《素问·血气形志》曰:"夫人之常数,太阳常多血少气,少阳常少血多气,阳明常多气多血,少阴常少血多气,厥阴常多血少气,太阴常多气少血,此天之常数。"

《灵枢·五音五味》则曰:"夫人之常数,太阳常多血少气,少阳常多气少血,阳明常多血多气,厥阴常多气少血,少阴常多血少气,太阴常多血少气,此天之常数也。"

以上两篇中太阳、少阳、阳明三者气血多少之数相同,但厥阴、少阴、太阴气血多少之数却正好相反。对于这个异同,历代注释各有特点。

马莳在注释时随文演义,如对《素问》注曰:"此言阴阳各经,有血气之多少,乃天生人之常数也。其间有气血多少不同,太阳者,手太阳小肠经,足太阳膀胱经,其血多,其气少;少阳者,手少阳三焦经,足少阳胆经,其血少,其气多;阳明者,手阳明大阳经,足阳明胃经，其气血俱多；少阴者，手少阴心经，足少阴肾经，其血少，其气多；厥阴者，手厥阴心包络经，足厥阴肝经，其血多，其气少；太阴者，手太阴肺经，足太阴脾经，其气多，其血少；此虽人之常数，实天有阴阳太少所生，故曰此天生人之常数也。"从表里关系来谈气血之数。而对《灵枢》注曰："此结言手足六经之气血，各有多少，而调之者，当观其气血以为主也。太阳者，手太阳小肠，足太阳膀胱也。少阳者，手少阳三焦，足少阳胆也。阳明者，手阳明大肠，足阳明胃也。太阳太阴俱多血少气，少阳厥阴俱多气少血，阳明气血皆多，少阴多气少血，知其气血多少，则可以辨二十五人之形而调之也。"各经气血的多少仍然是其义不同。

张志聪注释《素问》阐述了气血的多少："夫气为阳，血为阴，腑为阳，脏为阴，脏腑阴阳，雌雄相合，而气血之多少，自有常数。如太阳多血少气，则少阴少血多气，少阳少血多气，则厥阴多血少气，阳有余则阴不足，阴有余则阳不足，此天地盈虚之常数也。惟阳明则气血皆多，盖血气皆生于阳明也。"但在注释《灵枢》时，却模糊了具体的气血多少，而谈常数概念："此以人之常数，而合于天之常数也。常数者，地之五行，天之六气，五六相合，而成三十年之一纪、六十岁之一周，而人亦有此五运六气也。是以首论地之五行，以合人之五形，末论人之六气，而合于天之六气也。在天成气，在地成形，人秉地之五行，而成此形，然本于天之六气，故复归论于天之六气焉。"

高士宗在注释《素问》时曰："人之常数，后天之数也。后天之数，从太而少，由三而一。太阳，三阳也，少阳，一阳也，阳明，太少两阳相合而成也。太阳常多血少气者，阳至于太，阳气已极，阳极则阴生。血，阴也，阴生故常多血；气，阳也，阳极故常少气。少阳常少血多气者，阳始于少，阳气方生，阴气未盛，故常少血；阳气方生，莫可限量，故常多气。阳明常多气多血者，有少阳之多气，有太阳之多血，以征太少相合成阳明也。此言人之常数也。先天之数，自少而太，由一而三也，言少阴自少而太也，次言厥阴，终言太阴。由一而三，先少阴，阴未盛，故常少血，少阴为生气之源，故常多气，厥阴肝脉下合冲任，故常多血，厥阴为阴，而生微阳，故常少气；太阴为三阴，阴极则阳生，故常多气，阴极当衰，故常少血。夫由一而三，自少而太，此天之常数也。人之常数，而论三阳，阳予之正也，天之常数，而论三阴，阴为之主也。知天人阴阳之常数，则知人之血气矣。"是从先天、后天之数来阐述的。

为弄清这个问题，我们试着从三阴三阳与八卦的配合进行分析：以乾卦为阳气满，从初爻到上爻气数为32、16、8、4、2、1，得出结论如表8-1所示。

表8-1　三阴三阳气数表

八卦	兑	离	震	巽	坎	艮
三阴三阳	太阳	阳明	少阳	厥阴	少阴	太阴
气数	53	45	36	27	18	9

据此我们认为当以《素问》为准，更为合理，而且从阴阳表里经脉连贯来讲，《素问》是对应的，而《灵枢》不对应。还有《素问》的该篇题目与内容相吻，内容前后连贯一致，而《灵枢》的题目与内容不符，内容前后不连贯，且内容后面突然讲须眉，与主题不是同

一内容。可以得出结论：五态人就是由阳气数的多少决定的人的心理、生理特征的综合体。

1. 阴阳和平之人

阴阳和平之人态度从容，自尊而又谦谨，无私无畏；有品位且有条不紊，不患得患失，喜怒不形于色，且无剧烈反应；喜居处安静，不受物惑，能顺应事物发展规律，有高度平衡能力。

2. 太阳之人

太阳之人态度激昂，主观自用，傲慢冲动；刚毅勇敢，不怕打击，有进取心，甚至有野心；有魄力，敢于坚持自己观点，但任性而不顾是非；暴躁易怒。

3. 少阳之人

少阳之人态度随和，漫不经心，做事不易坚持；喜欢谈笑，不愿静而愿动；好社交，善交际，朋友多，喜文娱活动，性格开朗，敏捷乐观，但轻浮易变。

4. 少阴之人

少阴之人态度沉稳，冷淡自制，做事有计划，谨慎而不轻举妄动，嫉妒心强；喜深思而不外露，不乱言谈；警惕性高，善辨是非，有持久能力，耐受性好。

5. 太阴之人

太阴之人态度孤僻，外貌谦虚，内省多疑，阴柔寡断；为人胆小，不喜交往，不愿接触人；自私保守，悲观失望，不喜欢兴奋的事，遇事三思而不行，要看他人之成败而定。

五态人特征详见表8-2。

表8-2 五态人特征表

类型	心理特征	行动特征
太阴	贪而不仁，下齐湛湛、好内而恶出，心和而不发，不务于时，动而后之。	其状黮黮然黑色，念然下意，临临然长大，腘然未偻。
少阴	小贪而贼心，见人有亡，常若有得，好伤好害，见人有荣，乃反愠怒，心疾而无恩。	其状清然窃然，固以阴贼，立而躁崄，行而似伏。
太阳	居处于于，好言大事，无能而虚说，志发于四野，举措不顾是非，为事如常自用，事虽败而常无悔。	其状轩轩储储，反身折腘。
少阳	諟谛好自贵，有小小官，则高自宜，好为外交而不内附。	其状立则好仰，行则好摇，其两臂两肘则常出于背。
阴阳和平	居处安静，无为惧惧，无为欣欣，婉然从物，或与不争，与时变化，尊则谦谦，谭而不治，是谓至治。	其状委委然，随随然，颙颙然，愉愉然，暶暶然，豆豆然，众人皆曰君子。

二、阴阳二十五人

《灵枢·阴阳二十五人》，篇名阴阳，分类依据是"血气之所生，别而以候，从外知内"，划分大类无外乎气血之常数，以及反应于象，所以以阴阳名篇；人体的阴阳，化为五行之气，从而进行神机与气立的交变活动，因此划分出来的结果是归纳为木、火、土、金、水五大类型体质；每一大类型，又分为五小类，以五音的阴阳属性及左右上下等作为分小类的依据，由此可见小类是以对五行之气在位置上的偏注为根据的，合为二十五种人（表8-3）。其实就是阳气数决定人的生理、心理特征的象，是人体体质的用。

表 8-3　二十五种人分类表

木形之人	火形之人	土形之人	金形之人	水形之人
上角	上徵	上宫	上商	上羽
大角	质（太）徵	太宫	钛商	大羽
左（少）角	少徵	加宫	右商	少羽
钛（右）角	右徵	少宫	右商	众羽
判角	质判（徵）	左宫	少商	桎羽

要真正弄清楚二十五种人的分类与交变，需要借助后世的纳音取象法，这也许正是小五类以五音来描述的原因所在，而《灵枢·五音五味》讨论气血常数也应该出自同一原因。而纳音取象以阴阳五行消长、生克、制化的原理，六十甲子的配合分别代表着不同阶段、不同性质的五行之气。每对干支自身所具备的性质特点，又规定了它与其他各对干支组合时的吉凶关系，以及对它所形成的喜忌影响。其所揭示的五行之气，可以决定一个人的健康与吉凶（表8-4）。

表 8-4　二十五种人性格表

类型	共同性格特征	五行二十五种人的性格特征	
木形	有才，劳心、少力，多忧劳于事。	上角之人	佗佗然（安重）
		大角之人	遗遗然（谦下）
		左角之人	随随然（从顺）
		钛角之人	推推然（进取）
		判角之人	栝栝然（正直）
火形	有气轻财，少信，多虑，见事明，好颜（面）急心，不寿，暴死。行安地，疾心，行摇。	上徵之人	核核然（重实效）
		太徵之人	肌肌然（明理）
		少徵之人	慆慆然（多疑）
		右徵之人	鲛鲛然（活跃，勇猛）
		质判之人	支支颐颐然（怡然自得，无忧无虑）

续表

类形	共同性格特征		五行二十五种人的性格特征
土形	安心，好利人，不喜权势，善附人也，行安地，举足浮。	上宫之人	敦敦然（诚恳、忠厚）
		太宫之人	婉婉然（平和柔顺）
		加宫之人	坎坎然（和悦）
		少宫之人	枢枢然（圆滑）
		左宫之人	兀兀然（独立，有主见）
金形	清廉，急心，静悍，善为吏。	上商之人	敦敦然（峭薄寡恩）
		钛商之人	廉廉然（廉洁自守）
		左商之人	脱脱然（洒脱）
		右商之人	监监然（善于明察是非）
		少商之人	严严然（威严庄重）
水形	不敬畏，善欺绐人，戮死。动手足。	上羽之人	汗汗然（卑下）
		大羽之人	颊颊然（洋洋自得）
		少羽之人	纡纡然（抑郁不舒）
		众羽之人	洁洁然（文静）
		桎羽之人	安安然（安定，舒徐，随遇而安）

五态人和阴阳二十五人二者都是根据阳气数值的多少来决定人的心理、生理特征。前者注重于体的分析。后者注重于用的分析，是体用学说在人格体质上的运用。

一年四季的五行运行一周需要十二个月，一个人怀胎却只有十个月，因此胎儿在母腹中无论如何都会少两个月，这样一来胎儿的五行就产生了偏颇，形成先天的某一行或某两行的不足。比如一个农历十二月月底出生的人，其在母腹中就会少了一月、二月的滋养，相应木气就会虚弱。

同时胎儿接受五行之气是从受孕后的第四个月开始，依次接受水火金木土之气，并分别为手少阳脉养，内输三焦；足太阴脉养，内输于脾；足阳明脉养，内属于胃；手太阴脉养，内属于肺；手阳明脉养，内属于大肠；足少阴脉养，内属于肾。因此四季之五行又会与妊娠所受五行之气进行交变，形成了胎儿先天阳气数的多少，这就是阴阳二十五人形成的根本所在。

第九章 心神失常

心神失常，在《黄帝内经》中有许多提法，如神失守位、神伤、神不使、神去等，其内容基本上涉及心神失常的概念、病因、分类、病机、症状等诸多方面，我们以《黄帝内经》中的概念为基础逐一分析如下。

一、神失守位

"神失守位"见于《素问·刺法论》："黄帝问曰：人虚即神游失守位，使鬼神外干，是致夭亡，何以全真？愿闻刺法。岐伯稽首再拜曰：昭乎哉问！谓神移失守，虽在其体，然不致死，或有邪干，故令夭寿。""厥阴失守，天以虚，人气肝虚，感天重虚，即魂游于上，……人病心虚，又遇君相二火司天失守，感而三虚，遇火不及，黑尸鬼犯之，……人脾病，又遇太阴司天失守，感而三虚，又遇土不及，青尸鬼邪犯之于人，……人肺病，遇阳明司天失守，感而三虚，又遇金不及，有赤尸鬼干人，……人肾病，又遇太阳司天失守，感而三虚，又遇水运不及之年，有黄尸鬼干犯人正气，吸人神魂，致暴亡。"

马莳注解说："肝为将军之官，谋虑出焉。神位失守，神光不聚，……魂游于上；心为君主之官，神明出焉，神失守位，即神游上丹田，在帝太一帝君泥丸宫下，神既失守，神光不聚；脾为谏议之官，智周出焉，神既失守，神光失位而不聚也；肾为作强之官，技巧出焉，因而三虚，肾神失守，神志失位，神光不聚。"明确指出了"神位失守，神光不聚"，其表现为：肝神失守，"魂游于上"；心神失守，"神游上丹田，在帝太一帝君泥丸宫下"；脾神失守，"神光失位而不聚也"；肾神失守，"神志失位，神光不聚"。

通过以上分析，可以知道"神失守位"是指五藏神，不在肝心肺脾肾所藏之位，即不当位，其特点是：魂失守则向上游走，邪干扰正气而致病；神意魄志失守则神光不聚，黑尸鬼、青尸鬼、赤尸鬼、黄尸鬼侵犯而致病。

陈士铎的《外经微言·命根养生》说："夫魂魄者，神也。凡人皆有神，内存则生，外游则死。魂最善游，由于心之不寂也。广成子谓'抱神以静'者，正抱心而同寂也。"正是描述了神守位的特性和方法。而神失守位，因为神仍在体内，没有离开身体，所以还不致死。但若遇其脏虚弱，又逢司天之虚，"人虚天虚而感邪，是为三虚"（高士宗语）。三虚相因，鬼神外干，是致夭亡。所以高士宗注曰："神游失守，虽本体内虚，然不致死，复有邪干，则夭寿矣。"

《素问·本病论》还有气交失守位等的论述："黄帝问曰：天元九窒，余已知之，愿闻气交，何名失守？岐伯曰：谓其上下升降，迁正退位，各有经论，上下各有不前，故名失守也。是故气交失易位，气交乃变，变易非常，即四时失序，万化不安，变民病也。"还有关于天干地支失守位的论述："帝曰：余闻天地二甲子，十干十二支。上下经纬天地，数有迭移，失守其位，可得昭乎？"

由此可见"守位"是《黄帝内经》中的一个重要概念，其在人的生命功能中占有一席之地。若"失守位"，就会引发各类疾病，其有神失守位、气失守位、时空失守位等不同，值得我们更进一步探讨、运用。

二、神　伤

神伤是指神、魂、魄、意、志受到损伤，其出现的病症可分为几个层次。

第一层次是因为"神之用"为心所管辖，所有五脏阴神的损害都会伤到心所藏的神，正所谓"喜怒过多，神不归室；憎爱无定，神不守形"。"是故怵惕思虑者则伤神，神伤则恐惧流淫而不止。因悲哀动中者，竭绝而失生。喜乐者，神惮散而不藏。愁忧者，气闭塞而不行。盛怒者，迷惑而不治。恐惧者，神荡惮而不收"（《灵枢·本神》语，下同）。张志聪注曰："此承上文而言思虑志意。皆心之所生。是以思虑喜怒悲忧恐惧，皆伤其心藏之神气。"这是因为七情虽分属五脏，但仍然总统领于心，其生理基础是"任物者心"，心理基础为心为神主。所以《类经·疾病类·情志九气》说："心为五脏六腑之大主，而总统魂魄，并赅志意。故忧动于心则肺应，思动于心则脾应，怒动于心则肝应，恐动于心则肾应，此所以五志惟心所使也。"

第二层次是五脏阴神各自的损害，因五脏阴神管辖的七情过盛，形成对五脏各自所藏的神魂魄意志的伤害，即"心怵惕思虑则伤神，脾愁忧而不解则伤意，肝悲哀动中则伤魂，肺喜乐无极则伤魄，肾盛怒而不止则伤志"。所以张志聪说"分论七情伤五脏之神志"。人之七情由五脏阴神所统辖，是五脏内感外应所化生，五脏精气是七情活动的生理基础，化生相应的七情活动，即：肝为怒，心为喜，脾为思，肺为忧，肾为恐。五脏精气的盛衰及其藏泄运动的协调，气血运行的通畅，在七情的化生、变化中发挥着基础性作用。若五脏精气出现虚实变化或功能紊乱，气血运行失调，则可出现七情失调。"肝气虚则恐，实则怒……心气虚则悲，实则笑不休"（《灵枢·本神》），"血有余则怒，不足则恐"（《素问·调经论》）等。

导致神伤的主要因素如下。

一是五脏阴神所产生的七情持续时间太长、过久，产生了偏颇的心理需求。正所谓"神强者长生，气强者易灭。柔弱畏威，神强也。鼓怒骋志，气强也。凡人才所不至而极思之，则志伤也。力所不胜而极举之，则形伤也。积忧不已，则魂神伤矣。积悲不已，则魄神散矣。喜怒过多，神不归室。憎爱无定，神不守形。汲汲而欲，神则烦。切切所思，神则败"（《彭祖摄生养性论》）。持续的忧虑，会伤害人的魂。持续的悲痛，会耗散人的魄。如果对喜怒爱憎之情不加节制，会使形神分离。急切地追求物欲，会使精神烦躁不安，过多的欲望则会神气烦劳，深深的思想则会令神败亡。

二是情绪突然波动太大，过于激烈，如狂喜、盛怒、骤惊、大恐、绝望等突发性激烈情绪，往往会很快损伤神、魂、魄、意、志。所以《吕氏春秋·尽数》说："大喜、大怒、大忧、大恐、大哀，五者接神则生害矣"。就是说，过喜、过怒、过忧、过恐、过哀，这五种情绪和精神相接，那么生命就会受到危害。

三是阴神并入而伤。按理说，五脏阴神伤害所藏之神应该是伤害本行所藏之神，如肝阴神主怒本该伤害所藏之魂，肺阴神主悲本该伤害所藏之魄。但事实上却不是如此，论述如下。

心阴神主喜，但伤神的却是脾阴神所主的思，张志聪注曰："思虑，脾之情也；如心因怵惕思虑，则伤心藏之神。"心思虑伤神者，脾志并于心也。

肝阴神主怒，但伤魂的却是肺阴神所主的悲，张志聪注曰："悲哀，肺之情也；如肝因悲哀动中，则伤肝脏所藏之魂。"肝悲志伤魂者，肺志并入肝也。

肺阴神主悲，但伤魄的却是心阴神所主的喜，张志聪注曰："喜乐，心之情也；如肺因喜乐无极，则伤肺脏之魄。"肺喜乐伤魂者，心志并入肺也。

脾阴神主思，但伤意的却是肺阴神所主的忧愁，张志聪注曰："忧愁，肺之情也；如脾因忧愁不解，则伤脾脏之意。"脾忧愁伤意者，肺志并入脾也。

肾阴神主恐，但伤志的却是肝阴神所主的怒，张志聪注曰："怒者，肝之情也；如肾盛怒不止，则伤肾脏之志。"肾怒伤志者，肝志并入肾也。

张志聪总结说："脾志并于心，肺志并于脾，肝志并于肾，乃子气并于母也；肺志并于肝、心志并于肺，受所不胜之相乘也。……盖母乘子者顺，子乘母者逆也；相生者顺、相克者逆，逆则伤矣。"这就说明了五脏阴神伤害本脏的所藏之神较轻，而主要是伤害到别脏的所藏之神，其伤害的途径为"子乘母"和"我所克"两条传变规律。这样就造成了《素问·玉机真脏论》所说的"故病有五，五五二十五变，及其传化"发病格局。

对神魂魄意志的损害，不但会损伤五藏神，同时还会损伤五脏本身，导致五脏功能失调。分别造成神伤、魂伤、魄伤、意伤、志伤的疾病，出现各种心理、生理上的症状。其原因很值得研究、探讨、分析。

神伤的致病因素为七情内发，先使精气亏虚。七情失调，或因郁邪内扰神气，从而发生情志疾病，就会直接伤及内脏，使脏腑气血失调，以损伤五脏精气为主，神气失藏，损伤相应的脏腑，表现为脏气的虚损之象，降低五脏生理功能的发挥，尤其是五藏神作用受到限制。

例如，心主喜，过喜则伤心，心伤则主血、藏神不力；肝主怒，过怒则伤肝，肝伤则藏血、藏魂不力；脾主思，过思则伤脾，脾伤则运化、藏意不力；肺主悲忧，过分悲忧则伤肺，肺伤则主气、藏魄不力；肾主恐，过恐则伤肾，肾伤则藏精、藏志不力。因为人是一个有机的整体，对应之伤又是相对的，情志病发生后往往会影响到多个脏器，所以主要是根据五脏阴神对应管辖的七情，判断七情发病的首伤之脏。从首伤之脏或先伤之脏再分析发病的病机。

七情是我们认识、分析人心理的最好抓手，同时又是探知人体脏腑等身体功能的切入口，更可以通过调整七情而调理人的脏腑功能，达到养生与治疗的目的。

当五藏神受到损伤时，就会使五藏神的功能受到影响，出现两个方面的症状。

一是心理症状：恐惧自失、愦乱、狂者意不存人、喜忘其前言等情志变化。

二是躯体症状：破䐃脱肉、四肢不举、人阴缩而挛筋，两胁骨不举、皮革焦、腰脊不可以俯仰屈伸等。

三、神 不 使

"神不使"见于《素问·汤液醪醴论》，"帝曰：何谓神不使？岐伯曰：针石，道也。精神不进，志意不治，故病不可愈"。

《素问·灵兰秘典论》有说"十二脏之相使"，是指十二脏之间相互连通，有相连的通道，所以后面有"使道闭塞而不通"的论述。那么"使道"即连通五脏神→五脏→六腑→五体→五官→感觉的心神驾驭通道和感觉→五官→五体→六腑→五脏→五脏神的心理能量通道。

"神不使"就是心神的使道出现了闭塞，心神不能驾驭形体之气，使形神不能融为一体。或者是心理能量通道出现了闭塞，心神得不到能量的补充，从而心神不能发挥其功能。心神不能驾驭形体的功能，心身不相保，现在我们经常能见到大量的抑郁症、强迫症、焦虑症等，很多是属于使道闭塞所致。因此治疗上《素问·汤液醪醴论》提出要"开鬼门，洁净府"，就是要打通使道。刘完素用四白丹清肺气养魄，用二丹丸内安心神、外华腠理，就是这种思路的代表方。

正因为"使道"的重要性，所以《素问·汤液醪醴论》强调神气的可使与否，对疾病转归具有决定性作用。张介宾注释曰："凡治病之道，攻邪在乎针药，行药在乎神气，故治施于外，则神应于中，使之升则升，使之降则降，是其神之可使也。若以药剂治其内而脏气不应，针艾治其外而经气不应，此其神气已去，而无可使矣。虽竭力治之，终成虚废已尔，是即所谓不使也。"就是说患者"嗜欲无穷，而忧患不止"，就会使道不通而精神涣散不收，志意慌乱不治，对医师所施行的治疗均不能做出相应反应，病情就会恶化。

"使道"不但是愈病的通道，更是一个人的心理能量通道，可以作为防治疾病的重要手段。必须保障"使道"通畅："精神进，志意治，故病可愈。"因此如果我们忽视使道的作用，就会让患者"精神不进，志意不治，故病不可愈"，而陷入危险境地。

四、神 去

"神去"在《黄帝内经》中有四处。第一处是《灵枢·邪客》："五脏六腑之大主也，精神之所舍也，其脏坚固，邪弗能容也。容之则心伤，心伤则神去，神去则死矣。"第二处是《素问·汤液醪醴论》："今精坏神去，荣卫不可复收。何者？嗜欲无穷，而忧患不止，精气弛坏，荣泣卫除，故神去之而病不愈也。"第三处是《素问·五常政大论》："根于中者，命曰神机，神去则机息。根于外者，命曰气立，气止则化绝。"第四处是《灵枢·胀论》："凡此诸胀者，其道在一，明知逆顺，针数不失。泻虚补实，神去其室，致邪失正，真不可定，粗之所败，谓之夭命。补虚泻实，神归其室，久塞其空，谓之良工。"

第一处是讲心为藏神之地，为五脏六腑之大主，如心被邪气所占，则神离去，生命即结束了，这是指先天的"神气舍心"和"八月元神，降真灵也"。

第二处是讲神借助于后天营卫之气所生，主理全身，若营卫损伤，则神气难以为生，离开营卫之气，而病不愈。张志聪在《黄帝内经素问集注》中注释为："此论病者之精神坏弛，而病不能愈也。……精气坏弛则荣血凝泣，而卫气除去矣。故神去之而病不愈。此言神由荣卫精气之所生也。生于精气者，先天所生之神也。神生于荣卫者，后天谷液之所生也。"

第三处是讲人为天地合气，人生于地，命悬于天。神为天地在人之根，神在则五运旋转于身人则生，神去则五运旋转机息人则死。张志聪《黄帝内经素问集注》注释为："此复申明五运之气。运化于天地之中，司天在泉之气，循行于天地之外。各有制胜，有生成，交相承制者也。神者，阴阳不测之谓，机者，五运之旋机也。神在天为风，在地为木。在天为热，在地为火。在天为湿，在地为土。在天为燥，在地为金。在天为寒，在地为水，出入于天地之间。而为生物之生长壮老已。故曰根于中者，命曰神机。神去则机息矣。"

第四处是讲治病之时，当讲究营卫运行之顺逆、虚实和使道通畅，使之神归其位，为治病之道。张志聪注释："其道在一者，谓三合而为一也。逆顺者，谓营行脉中，卫行脉外，相逆顺而为行也。塞其空者，外无使经脉肤腠疏空，内使脏腑之神气充足，自无厥逆之患矣，此良工治未病也。莫仲超曰：上节言无问虚实，工在疾泻，此复曰，泻虚补实，神去其室。是又当审其邪正而补泻之，圣人之虑深矣，学人不可不深体之。"

综合上述，"神去"为多含义概念，有先天精气的"神气舍心"之离去；有后天形气的营卫所生不继而离去；有天地五运六气之根于人身之中的离去；有治疗不当，不知顺逆，不知虚实，使道不畅而神离去；总之"神去则死"为一致观点。

综合上述，心神失守位是五藏神不在其位，不能正常履行职责；神伤是指五脏阴神过强一方面损伤五藏神，另一方面损伤五脏本身；神不使则心神的驾驭通道受损伤，心神驾驭神气的功能不能到达指定的地方；神去则心神离去，宣布死亡，是指神魂魄三个先天心神，与"神气舍心，魂魄备俱，乃为成人"对应。

五、病起于过用

"病起于过用"见于《素问·经脉别论》，其云："故饮食饱甚，汗出于胃。惊而夺精，汗出于心。持重远行，汗出于肾。疾走恐惧，汗出于肝。摇体劳苦，汗出于脾。故春秋冬夏，四时阴阳，生病起于过用，此为常也。"是指五脏过度劳作、超常使用而致病。有"饮食饱甚"而使胃过劳；有惊、恐而使心、肝过劳；有"持重远行"而使肾过劳；有"摇体劳苦"而使脾过劳。

然而人的心理需求过多，是志不闲所致，往往会导致心神和脏腑过度使用，不但会损伤人的机体，更能伤害人的心神，病起于过用对论述心神疾病之因同样适用，心神过用造成的结果：一方面是五藏神受到伤害，如《灵枢·本神》系统讲了神伤等。另一方面是五脏神受到伤害，其内容散在《黄帝内经》各篇，汇集可成系统。如《灵枢·百病始生》的

"忧思伤心"、"忿怒伤肝"等，我们进行整理后，可以很好地用于指导临床。

六、本　因

现代心理学认为：遗传是人心理发展的必要物质前提条件，其奠定了个体心理发展差异的先天基础，决定了心理发展的高低，但其不能决定心理发展的过程和所能够达到的水平。当然在遗传所规定的范围内，人的心理发展水平是由后天学习环境所决定的。但是后天学习、生活环境对于某种心理特征或行为的发生发展，往往依存于遗传基础。遗传与后天环境对心理发展的作用在个体发展的不同阶段和不同领域都不一样：在发展的低级阶段，一些较简单的初级心理机能受遗传的制约作用较大；而较复杂的高级心理机能则更多受后天学习环境的影响。

遗传在中医称为先天禀赋，是在孕育期所形成的，其在生理、心理的生长过程中起到决定性的作用。后天学习环境能够使其的作用最大限度发挥出来，或者限制其发挥，但难以改变先天禀赋。大多数人的先天禀赋都会有五行的偏颇，这是由胎儿在孕育过程中接受五行精气的多少所决定的，而这种偏颇会对疾病的发生起决定性的作用，我们把引发疾病的先天禀赋称为本因。

在《黄帝内经》等医学著作中并无本因此名，但在《黄帝内经》中有大量关于寿夭的论述，而人的寿命由先天禀赋决定而有长有短。《灵枢·寿夭刚柔》中有"墙基卑，高不及其地者，不满三十而死；其有因加疾者，不及二十而死也"的论述。张志聪注曰："天年篇曰：以母为基，以父为楯。人之寿百岁，使道隧以长，墙基高以方。墙基者，面部之四方也；地，地阁也；墙基卑，高不及地者，四方之平陷也。此人秉母气之薄，盖坤道之成形也。天年篇曰：人生三十岁，五脏大定。不满三十而死者，不能终地之五行也。其有因加疾者，不及二十而死，不能终地之生数也。"《灵枢·天年》中有"五脏坚固，血脉和调，肌肉解利，皮肤致密，营卫之行，不失其常，呼吸微徐，气以度行，六腑化谷，津液布扬，各如其常，故能长久……使道隧以长，基墙高以方，通调营卫，三部三里起，骨高肉满，百岁乃得终……其五脏皆不坚，使道不长，空外以张，喘息暴疾，又卑基墙，薄脉少血，其肉不石，数中风寒，血气虚，脉不通，真邪相攻，乱而相引，故中寿而尽也"的论述。张志聪注曰："五脏不坚，使道不长，空外以张，喘息暴疾，先天之气不足也。"明确地阐述了先天禀赋对人寿命的先天决定性作用。

中医运用阴阳五行学说，按照五行属性的特点和阴阳之气的多少，将人格体质分类为"阴阳二十五人"和"阴阳五态之人"等，从而使人格体质统一于阴阳五行之中，形成了人格体质论（详见第八章）。人格体质与先天禀赋分不开，其差异是先天禀赋所赋予，即"人之生也，有刚有柔，有弱有强，有短有长，有阴有阳"（《灵枢·寿夭刚柔》）。

而人的体质又决定了人生命功能的强弱和生理、心理应对模式。由于每个人的人格体质、意志勇怯、思想修养的差异及性别、年龄等不同，个体对情志致病的易发性、耐受性、敏感性等均有很大差异。《灵枢·通天》记载了"阴阳五态人"，包括有：太阴之人、太阳之人、阴阳和平之人、少阴之人、少阳之人。例如，太阳之人（火形人），其性格具有心境开朗明快、怡然自乐、喜悦乐观的特点，但情绪波动较大，阳气有余，躁动不安，易于激动，故对"怒"致病具有明显的易发性。这个人格体质的应对模式成为了情志病的病因时，就是本因。

七、病 生 于 阴

病生于阴是《黄帝内经》中的概念，《素问·调经论》和《灵枢·百病始生》分别有"其生于阴者，得之饮食居处，阴阳喜怒"、"喜怒不节则伤脏，脏伤则病起于阴也"的论述。指的是喜怒等情志因素所引起的病为病生于阴，换句话说就是情志之病归属于阴，病位在里，主要是损伤脏腑，尤其是五脏的功能，而产生各种疾病。所以"百病之生，皆有虚实……皆生于五脏也。夫心藏神，肺藏气，肝藏血，脾藏肉，肾藏志，而此成形。志意通，内连骨髓，而成身形五脏。五脏之道，皆出于经隧，以行血气，血气不和，百病乃变化而生""神有余有不足，气有余有不足，血有余有不足，形有余有不足，志有余有不足，凡此十者，其气不等也"（《素问·调经论》）。

至于病生于阴的原因则有"忧思伤心，重寒伤肺，忿怒伤肝，醉以入房，汗出当风，伤脾，用力过度，若入房汗出浴，则伤肾"（《灵枢·百病始生》）等。都与我们的生活模式有关，也就是心神的主导作用。

然而病生于阴可虚可实，实证主要是阴气上逆而阳气并之，"喜怒不节则阴气上逆，上逆则下虚，下虚则阳气走之，故曰实矣"。虚证则是经脉空虚而血滞气去，"喜则气下，悲则气消，消则脉虚空，因寒饮食，寒气熏满，则血泣气去，故曰虚矣"。

八、百病生于气

百病生于气见于《素问·举痛论》，具体有"怒则气上，喜则气缓，悲则气消，恐则气下……惊则气乱，劳则气耗，思则气结"。论述了情志致病主要是影响人的气机运行，导致气机紊乱而产生疾病。

脏腑气机功能紊乱有两方面的意义：

一是情志损伤正气，导致外邪侵袭为病，如《素问·五脏生成》的心痹是"得之外疾，思虑而心虚，故邪从之"。积聚的形成，是内伤于忧怒，气机上逆引起。从而为寒邪与气血搏结成积提供了条件。

二是情志内伤引动故邪（是指潜留在体内尚未引起病证的邪气）发病，如瘀血、湿气等，《灵枢·贼风》有"故邪留而未发，因而志有所恶，及有所慕"，以致"血气内乱，两气相搏"为病的记载。《灵枢·大惑论》有"神劳则魂魄散，志意乱。……心有所喜，神有所恶，卒然相惑，则精气乱，视误故惑，神移乃复"的记载。

如果是突然受到外面刺激而诱发七情变化，发生情志病变，首先扰乱五脏气机，导致气机逆乱，发生病变。

（1）怒则气上：过度愤怒，肝的疏泄功能控制不住气机，导致肝气上逆，血随气逆，并走于上。临床上常见气逆的症状有头胀头痛，面红目赤，呕血，甚则昏厥卒倒。"大怒则形气绝，而血菀于上，使人薄厥"（《素问·生气通天论》）。"怒则气逆，甚则呕血及飧泄"（《素问·举痛论》）。

（2）喜则气缓：暴喜、过喜会使心气涣散不收，神不守舍，出现精神不能集中，甚则失神狂乱的症状。"喜乐者，神惮散而不藏"（《灵枢·本神》）。

（3）悲（忧）则气消：过度悲忧会损伤肺气，使肺宣发之力减弱，出现气短，精神委靡不振，乏力等症。"悲则心系急，肺布叶举，而上焦不通，荣卫不散，热气在中，故气消矣"（《素问·举痛论》）。

（4）恐则气下：恐惧过度，可使肾气不固，气泄于下。常见症状有两便失禁，甚至昏厥、遗精等。"恐惧而不解则伤精，精伤则骨酸痿厥，精时自下"（《灵枢·本神》）。

（5）惊则气乱：突然受惊，损伤心气，导致心气紊乱，心无所倚，神无所归，虑无所定，出现心悸、惊恐不安等症状。

（6）思则气结：思虑过度，导致脾气郁结，从而出现纳呆、脘腹胀满、便溏等脾失健运的症状。

然而七情致病往往具有反复性、兼夹性、周期性、广泛性的特点，也与气候相关。往往会气、血、痰、火、食、湿相互影响，扰乱五脏气机，所以多与郁证同时发病为患，这就是情志病难以治疗的原因之一。

九、心神病症状举隅

心神病的症状在《黄帝内经》中有诸多记载，举例阐述如下。

（一）五脏有病出现心神症状

"心风之状，多汗恶风，焦绝善怒吓"、"心痹者……厥气上则恐。肝痹者，夜卧则惊"、"肝病者，两胁下痛引少腹，令人善怒；虚则……善恐如人将捕之"、"肝，其病发惊骇"、"肝风之状，多汗恶风，善悲，色微苍，嗌干善怒，时憎女子"等，多见于心肝两脏。

（二）六经有病出现心神症状

阳（阳明）病："阳盛则使人妄言骂詈不避亲疏而不欲食，不欲食故妄走也。""阳明令人腰痛，不可以顾，顾如有见者，善悲……""阳明厥逆，喘咳身热，善惊衄呕血"、"阳明……所谓甚则厥，恶人与火，闻木音则惕然而惊者，阳气与阴气相薄，水火相恶，故惕然而惊也。所谓欲独闭户牖而处者，阴阳相薄也，阳尽而阴盛，故欲独闭户牖而居。所谓病至则欲乘高而歌，弃衣而走者，阴阳复争，而外并于阳，故使之弃衣而走也"、"少阴……所谓少气善怒者，阳气不治，阳气不治则阳气不得出，肝气当治而未得，故善怒，善怒者名曰煎厥。所谓恐如人将捕之者，秋气万物未有毕去，阴气少，阳气入，阴阳相薄，故恐也"等，主要是阳明和少阴病。

（三）七情致病出现的症状

"悲哀太甚，则胞络绝，胞络绝则阳气内动，发则心下崩数溲血也。故《本病》曰：大经空虚，发为肌痹，传为脉痿""思想无穷，所愿不得，意淫于外，入房太甚，宗筋弛纵，发为筋痿，及为白淫。故《下经》曰：筋痿者，生于肝使内也"、惊致病"肝满肾满肺满皆实，即为肿。肺之雍，喘而两胠满。肝雍，两胠满，卧则惊，不得小便……肝脉骛暴，有所惊骇，脉不至若瘖，不治自已……肾肝并沉为石水，并浮为风水，并虚为死，并小弦欲惊。……脉至如华者，令人善恐，不欲坐卧，行立常听，是小肠气予不足也，季秋而死"等。

（四）其他

厥："阴气盛于上则下虚，下虚则腹胀满，阳气盛于上则下气重上而邪气逆，逆则阳气乱，阳气乱则不知人也"、"上气不足，下气有余，肠胃实而心肺虚，虚则营卫留于下，久之不以时上，故善忘也"。
不得卧："卫气不得入于阴，常留于阳。留于阳则阳气满，阳气满则阳跷盛，不得入于阴则阴气虚，故目不瞑矣"。
病目而不得视者："卫气留于阴，不得行于阳。留于阴则阴气盛，阴气盛则阴跷满，不得入于阳则阳气虚，故目闭也"。
多卧："此人肠胃大而皮肤湿，而分肉不解焉。肠胃大则卫气留久，皮肤湿则分肉不解，其行迟。夫卫气者，昼日常行于阳，夜行于阴，故阳气尽则卧，阴气尽则寤。故肠胃大，则卫气行留久；皮肤湿，分肉不解，则行迟。留于阴也久，其气不清，则欲瞑，故多卧矣。其肠胃小，皮肤滑以缓，分肉解利，卫气之留于阳也久，故少瞑焉"等。
以上所列只是《黄帝内经》中的极少部分，仅是举例而已。

第十章　心神滋养、守护与调治

一、心神滋养

中医心神学说建立在生命功能之上，因此离不开生理基础，更离不开生理功能的守护，同时需要提供精微物质和补充能量。

心神滋养，是一个系统，可以称为心神能量系统，每个系统都是由一脏一腑一体一官组成：脏是主宰者，腑是配合者，体是具体执行者，官是外在的连通者。心神滋养来源包括两个部分：一是物质能量，二是心理能量。

1.物质能量

《素问·六节藏象论》曰："天食人以五气，地食人以五味。五气入鼻，藏于心肺，上使五色修明，音声能彰。五味入口，藏于肠胃，味有所藏，以养五气，气和而生，津液相成，神乃自生。"其讲述了形与神物质能量的来源，其有二：一是五气，二是五味。五气和五味相辅相成，和合而滋养着心神。

通过综合分析《黄帝内经》及其医家注释，结合《外经微言》等中医著作，参照道家思想，我们认为：心神滋养系统是一个内封闭系统，通过五脏六腑的功能，为心神提供物质能量，有以下两条通道。

一是由奇恒之腑提供润化，通过五脏滋养五藏精气，为五藏神提供能量，支撑神魂魄意志的能量；"五藏精气"来源于"天食人以五气"与从父母处携带来的元精相传，所以由奇恒之腑润化。

二是由六腑提供生化，通过五脏滋养五脏形气，为五脏阳神、五脏阴神提供能量，支持管理仁义礼智信和怒喜悲恐惊能量；"五脏形气"由"天食人以五气，地食人以五味。……味有所藏，以养五气，气和而生，津液相成，神乃自生"，所以由六腑生化。

2. 心理能量

关于心理能量，过去没有这个概念，但我们可以从《黄帝内经》的分析中来认识。《素问·阴阳应象大论》说："是以圣人为无为之事，乐恬惔之能，从欲快志于虚无之守，故寿命无穷，与天地终，此圣人之治身也"。"惟贤人上配天以养头，下象地以养足，中傍人事以养五脏"。这就是指人能从"恬惔之能、从欲快志"、"中傍人事"中获取能量，这个能量不是从物质中来，而是心理的。《素问·上古天真论》："有圣人者，处天地之和，从八风之理，适嗜欲于世俗之间，无恚嗔之心，行不欲离于世，被服章，举不欲观于俗，外不劳形于事，内无思想之患，以恬愉为务，以自得为功，形体不敝，精神不散，亦可以百数"，更能清楚地看到心理能量对身体的巨大作用。

心理能量由感觉→五官→五体→六腑→五脏→五脏神→心理需求的程序而产生（表10-1，表10-2）。

表 10-1　五藏神滋养图

心神	五脏	奇恒之腑	体	官
元神	心	脉	脉	舌
魂	肝	胆	筋	目
魄	肺	髓	皮	鼻
意	脾	·脑	肉	口
志	肾	骨	骨	耳

表 10-2　五脏神滋养图

心神	五脏	五腑	体	官	觉
心脏神	心	小肠	脉	舌	味
肝脏神	肝	胆	筋	目	视
肺脏神	肺	大肠	皮	鼻	嗅
脾脏神	脾	胃	肉	口	触
肾脏神	肾	膀胱	骨	耳	听

例如，当空中有气味时，嗅觉立即感知，由鼻子进行辨别，分清香臭，通过皮肤输送到大肠，大肠进行再度辨析，上传到肺脏，肺脏通过呼吸对气味进行吸入或排斥在外的应对措施；同肺气进行辨识，调动五脏神，产生关爱需求来增加或者减少我们的心理能量。

在这个能量系统中有一脏一腑的功能值得探讨：

一是脾胃，关于脾胃的功能有"脾胃者，仓廪之官，五味出焉"（《素问·灵兰秘典论》）、"脾胃大肠小肠三焦膀胱者，仓廪之本，营之居也"（《素问·六节藏象论》）、"脾为谏议之官，智周出焉"（《素问·刺法论》）。《黄帝内经素问注证发微》注解为"《灵枢·师传》云：脾者主为卫，使之迎粮。大肠居小肠之下，小肠之受盛者赖以传导，而凡物之变化者从是出焉。小肠居胃之下，脾之运化者兼以受盛，而凡之所化者从是出焉"。

脾胃为仓廪之官是毫无疑问的，但怎么又是"谏议之官，智周出焉"呢？这就有必要弄清楚"仓廪"里装的是什么！装了饮食水谷之物，这是毫无疑问的，但如果仅限于此，那"谏议之官，智周出焉"又能作何解释？因此我们大胆推测，仓廪之中还应装有供"智周出焉"之物——信息，只有这样才能让脾履行"谏议之官"的职责，才能做到"智周出焉"。从心神学说体用论（详见本书第五章）来看，"意"为后天之用之首，是神之用的开始，需要大量的信息储存来支撑"神之用"。我们每天都在接收大量的信息，然而不可能一次性完成所有信息的处理，因此很多信息都被储存，供人们逐渐加深和完善对它的认识，认识的结果就是知识，知识仍以信息的方式被储存。储存的地点就是这个"仓廪之官"，人的思维等心理活动的开展，就是以提取信息作为基础，这是另一个"脾为后天之本"的诠释。

二是小肠，关于小肠的功能有"小肠者，受盛之官，化物出焉"(《素问·灵兰秘典论》)、"脾胃大肠小肠三焦膀胱者，仓廪之本，营之居也，名曰器，能化糟粕，转味而入出者也"(《素问·六节藏象论》)，多概括为分化清浊。所以张景岳在《类经·脏象类》中说"小肠居胃之下，受盛胃中水谷而分清浊，水液由此而渗入前，糟粕由此而归于后，脾气化而上升，小肠化而下降，故曰化物出焉"。这个功能首先当然是针对饮食物处理的生理方面意义，但我们认为还应该包括针对信息处理的心理方面意义，"清"指的是被认识事物的向上、向外信息；"浊"指的是向下、向内信息。小肠分化清浊的工作，在心理意义上指的是分化向上、向外信息和向下、向内信息的工作，上传于心，由心整合后下达于脾，由脾储存，这也是火生土的另一个诠释。

二、心神运动方式

关于心神的运动方式，在《黄帝内经》中找不到明确的记载，但有"神转不回，回则不转，乃失其机"。我们认为这就是讲述的心神运动方式。其在《素问》中有两处：第一处是"揆度者，度病之浅深也。奇恒者，言奇病也。请言道之至数，五色脉变，揆度奇恒，道在于一。神转不回，回则不转，乃失其机，至数之要，迫近以微，著之玉版，命曰合玉机"(《素问·玉版论要》)。第二处是"吾得脉之大要，天下至数，五色脉变，揆度奇恒，道在于一。神转不回，回则不转，乃失其机，至数之要，迫近以微，著之玉版，藏之脏腑，每旦读之，名曰《玉机》"(《素问·玉机真脏论》)。

第一处提出后就紧接着分析色脉；第二处是在分析"四时之序，逆从之变异"后提出的，紧接着就探讨"五脏相通，移皆有次，五脏有病，则各传其所胜"。后世医家多有注释，列举如下：

王冰在《重广补注黄帝内经素问》中说"血气者，神气也。'八正神明论'曰：血气者，人之神，不可不谨养也"。"夫血气应顺四时，递迁囚王，循环五气，无相夺伦，是则神转不回也。回，谓却行也"。

张志聪在《黄帝内经素问集注·玉版论要》中说："此篇论脉因度数出入。五脏之气，相生而传，一以贯通，外内环转。如逆回则为病矣，……神者。五脏血脉之神气也。盖脾为孤脏，中央土，以灌四旁，五脏受气，转而不回者也。如逆传其所胜，是回则不转，乃失其相生旋转之机矣。故曰五脏相通，移皆有次。"在《黄帝内经素问集注·玉机真脏论》中说："五脏之神，转而不回。如逆回，则失其旋转之机矣。……以上论真脏之神，五脏相通，外内环转，如太过不及则病。若回而不转，乃失其机而死矣。"

马莳在《黄帝内经素问注证发微·玉版论要》中说："以人之有神也。前篇《移精变气论》有得神者昌。《汤液醪醴论》有神去之而病不愈，《八正神明论》有血气者，人之神，不可不慎养。《上古天真论》有形与神俱，而尽终其天年。则知神者，人之主也。有此神而运转于五脏，必不至于有所回。回者，却行而不能前也。设有所回，必不能运转矣，此乃自失其机。"

张景岳在《素问·玉版论要》的注释中说："神者，阴阳之变化也。""转，运行不息也。回，逆而邪也。神机之用，循环无穷，故在天在人，无不赖之以成化育之功者，皆神转不回也。设其回而不转，以至数逆，生机失矣。故曰神去则机息，又曰失神者亡也"（《类经》卷十二）。在《素问·玉机真脏论》的注释中说"神即生化之理，不息之机也。五气循环，不愆其序，是为神转不回，若却而回返，则逆其常候而不能运转，乃失生气之机矣"（《类经》卷五）。

综合以上诸家注释我们可以得出结论："神转不回"就是心神的活动方式，王冰引《素问·八正神明论》说"人之神，不可不谨养也"。马莳则说"神者，人之主也"。张景岳直接说"神机之用"。

心神运动方式的特点如下所述。

一是以五脏为核心。心神运转于五脏，其核心是人之五脏，这也是脏为心神之用的又一体现。"神转不回"的核心是五脏。五脏之间，五脏与六腑之间以至全身，又进行相互协调的升降出入运动。它们相互资生，又相互制约，构成了动态均势。诚如《素问·六节脏象论》指出的那样："人以五运之始，如环无端。"

五脏之运行，以升降出入的方式进行，只有升降出入正常才能保障人与外界、人自身脏腑器官之间的连通，才能保障心神的正常运行。所以《素问·六微旨大论》说："出入废则神机化灭，升降息则气立孤危。故非出入，则无以生长壮老已；非升降，则无以生长化收藏。是以升降出入，无器不有。故器者生化之宇，器散则分之，生化息矣。故无不出入，无不升降。"

二是以五行相生为运动的趋向。运行的方向是向前，而不至于有所回，若有所回，就是却行而不能前进也，必不能运转矣。运行的方向就是五行相生之次第，五行相生，保证了"神转不回"的正常运动。所以王冰说"夫木衰则火旺，火衰则土旺，土衰则金旺，金衰则水旺，水衰则木旺，终而复始循环，此之谓神转不回也。若木衰水旺，水衰金旺，金衰土旺，土衰火旺，火衰木旺，此之谓回而不转也"（《重广补注黄帝内经素问》）。《类经图翼》说："造化之机，不可无生，亦不可无制，无生则发育无由，无制则亢而为害，必须生中有制，制中有生，才能运行不息，相反相成。"更是准确地描述了这个向前的趋向。当然，实际上运动的不平衡性是绝对的。人的生长壮老已也是有趋向的，不可回的。《灵枢·玉版》有"能杀生人，不能起死人者也，子能反之乎？岐伯曰：能杀生人，不能起死人者也"的记载，就是明确指出作为一个过程，生长壮老已的规律不能逆转。

三是运动以内守为要。因此我们认为"神转不回，回则不转，乃失其机"，是人心神活动的内在规律，心神藏于内，其特点就是"不回"！所以有"恬惔虚无，真气从之，精神内守，病安从来？"具体运用则是"志闲而少欲，心安而不惧"。所有的心神活动都不可能往回走，今天不是昨天的简单重复，明天也不是今天的简单重复，天地气交、神气相感，是动态向前的过程；这种时间上"不回"，是"神转"的基本特征。

"转"是指动态平衡，心神是生命的原动力，具有生克制化、循环往复的规律，是自我稳定的动态循环。"神转"在动态平衡中前行，如果是回复到原点，就丧失"神转"之机。"不回"是指不能违反五行相生之次第而运转于五脏，否则就不可能运转而自乱，所谓失其机。

如果拓展一下，"不回"就是不可重复，指生命无法回到过去，当人的健康状态已经损伤，尽管我们有了新的生命感悟，却已经无法回到过去来调整生活；所以从心神运动的角度来看，调整人的身体只能修复。当然，如果能从先天系统入手，其结果会不一样，是可以康复的。

心神中的先天元神代代相传、生生不息。人有生有死，存在生→长→壮→老→已的时间趋向性，不可逆向返回；气化活动，体现为生→长→化→收→藏的生命活动，相互化生转化的过程，同样不是原样的重复；生命之气的生、长、化、收、藏，都是源自"天赐人以五气，地赐人以五味"等自然之气，生命之气才得以立；这就是"神转不回"揭示的生命内在规律，是人类可持续发展的有力保障。

三、心神的守护

关于人心神的守护，《黄帝内经》中没有明文，但在《素问·脉要精微论》中说："五脏者，中之守也。"那么这中之守是指什么呢？从后续论述"中盛藏满，气胜伤恐者，声如从室中言，是中气之湿也。言而微，终日乃复言者，此夺气也。衣被不敛，言语善恶，不避亲疏者，此神明之乱也。仓廪不藏者，是门户不要也。水泉不止者，是膀胱不藏也"来看，应该是指身体，既包括形，也包括神；所以才有"此神明之乱也"的判断。因此"夫五脏者，身之强也"的论述是指身形强壮。然而《素问·五常政大论》有"根于中者，命曰神机，神去则机息"的论述，王冰注曰："生气根于身中，以神为动静之主，故曰神机。"张介宾注曰："物之根于中者，以神为主，而其知觉运动，即神机之所发也。故神去则机亦随而息矣……"《素问·六微旨大论》曰："出入废则神机化灭，升降息则气立孤危。故非出入，则无以生长壮老已；非升降，则无以生长化收藏。"即根于中之谓。张介宾注："皆生气根于身之中，以神为生死之主，故曰神机。然神之存亡，由于饮食呼吸之出入，出入废则神机化灭而动者息矣。"就能够知道"根于中"之中与"中之守"之中是同一个中了！才会将"得守者生，失守者死"放在"夫五脏者，身之强也"的前面。

再来看《素问·本病论》的"人犯五神易位，即神光不圆也，非但尸鬼，即一切邪犯者，皆是神失守位故也。此谓得守者生，失守者死，得神者昌，失神者亡"，就明确指出"得守者生，失守者死"就是守神了，才会紧接着就说"得神者昌，失神者亡"。

那么五脏守神又是以什么方式守呢？

首先我们看《素问·上古天真论》的有关论述，神的正常状态为"精神内守，病安从来"；神的外在表现为"是以志闲而少欲，心安而不惧，形劳而不倦，气从以顺，各从其欲，皆得所愿。故美其食，任其服，乐其俗，高下不相慕，其民故曰朴"；修行等级：独立守神——真人、积精全神——至人（亦归于真人）、精神不散——圣人、合于道——贤人。

再看《素问·刺法论》："黄帝问曰：人虚即神游失守位，使鬼神外干，是致夭亡，何以全真？……十二脏之相使，神失位，使神彩之不圆。"

守神就是内守，守的就是神位，这个神位就是心、肝、肺、脾、肾五脏所藏的神、魂、魄、意、志的正常位置。《素问·刺法论》中有"五气护身"，明确描述了心、肝、肺、脾、肾五脏之五气护卫身的过程，就是守神位。才会"气神合道，契符上天"，就是说通过"想"的方式来调动气，依靠气来守神，正所谓"道贵常存，补神固根，精气不散，神守不分，然即神守而虽不去，亦能全真，人神不守，非达至真，至真之要，在乎天玄，神守天息，复入本元，命曰归宗"。就是《素问·上古天真论》的"御神"。

如果神不守位："厥阴失守，天以虚，人气肝虚，感天重虚，即魂游于上，……太阴司天失守，感而三虚，又遇土不及，青尸鬼邪犯之于人，……人肺病，遇阳明司天失守，感而三虚，又遇金不及，有赤尸鬼干人，……人肾病，又遇太阳司天失守，感而三虚，又遇水运不及之年，有黄尸鬼干犯人正气"（《素问·刺法论》）。明确指出了神失守而不在其位，神就不能履行职责。

内守则是神不外驰，神气外驰则从五官外泄，所以目闭则魂内守，鼻闭则魄内守，舌闭则元神内守，口闭则意内守，耳闭则志内守。由此而产生了存神的修炼方法，是主动进行守神的方法。

四、心神的最佳状态——心神交感

人的感知由五脏分别对应管辖。

听觉：耳为听觉器官，"耳者，肾之官也"（《灵枢·五阅五使》）。听觉是将耳所接受的外界声音刺激，内传于肾，肾的功能正常，人才能分辨声音，感知声音反映的客观世界，所以说"肾气通于耳，肾和则耳能闻五音矣"（《灵枢·脉度》）。肾使"神气"通过"使道"反馈于心神。

嗅觉：鼻是嗅觉器官，"鼻者，肺之官也"（《灵枢·五阅五使》）。嗅觉受刺激是气体引起，而肺主气、司呼吸、开窍于鼻，嗅觉作为鼻的功能，以分辨臊、焦、香、腥、腐五臭；鼻将嗅觉感知的气味刺激，内传于肺，因为肺主气司呼吸而开窍于鼻，所以在一般情况下，"肺和"则鼻窍利而能知香臭。肺使"神气"通过"使道"反馈于心神。

味觉：舌为味觉器官。"舌者，心之官也"（《灵枢·五阅五使》），味觉是舌重要功能之一；舌将感知到的五味感受，内传于心，由心神对五味感知起主导作用，"心气通于舌，心和则舌能知五味矣"（《灵枢·脉度》）。

视觉：目为视觉器官，"目者，肝之官也"（《灵枢·五阅五使》），是心神感知外界的重要通路。通过视觉器官来分辨客观的各种属性，可感知时间、空间和运动，内传于肝，一般情况下，肝的功能正常，目就能识别万物；所以说"肝气通于目，肝和则目能辨五色矣"（《灵枢·脉度》）。肝使"神气"通过"使道"反馈于心神。

触觉、温觉、痛觉等在《中医心理学》中称为"机体觉"。也有人称为"身觉"。在《黄帝内经》中无相对应的概念，如果从五脏五官来看，心、肝、肺、肾已有所辖，而"口唇者，脾之官也"（《灵枢·五阅五使》）无归属。温觉和触感我们经常会用口唇去感受，从脾主肌肉的角度出发，我们可以将这类感觉归为脾所管；如果从脾藏意的角度，也是一样的。

然而值得注意的是，各种感觉尽管有分辖，但是，一方面，都会通过"使道"反馈于心神，由心神统一管理；另一方面，各种感觉的分辖都是相对的，基本上都有其他脏配合参与。

比如味觉由心管辖，但脾通过口唇也参与了，"脾气通于口，脾和则口能知五谷矣"（《灵枢·脉度》）。然而根据《灵枢·经脉》的记载，五脏除肺以外，皆通过经络而与舌有着直接的联系。所以薛已说舌"以部分言之，五脏皆有所属，以症言之，五脏皆有所主"（《口齿类要·舌症》）。

再如视觉由肝管辖，又与五脏皆有关，"五脏六腑之精气，皆上注于目而为之"（《灵枢·大惑论》）、"目者，宗脉之所聚也"（《灵枢·口问》）、"故五脏之津液，尽上渗于目"（《灵枢·五癃津液别》）、"诸脉者，皆属于目"（《素问·五脏生成论》）。这就是说眼睛本身及其周围都布满经脉，使脏腑之气、血、津液灌注于目，以保证其功能的正常发挥。

然而人的心神主导着对客观世界的感知活动，即神之用；所以"藏象之心"成为反映所感知客观事物的处所，并由此产生了心神感知。

"藏象之心"作为感知客观事物的中心枢纽，带领肝、肺、脾、肾四脏，共同统率目、耳、鼻、舌、口五种感官所反映的视、听、嗅、味、触等，统领五脏，管理人的感知。与感知相对应的感官及脏腑都不是孤立活动的，而是相连相通，不但把感知传导给各自主管的脏腑，同时还会将其所接收的客观世界的相关刺激反映至心，由心神做出判断。

心神在做出判断的过程中，所有的感知都会进行相互的感应，这个相互的感应就会形成一种相互交融状态，这种交融状态由心神进行整合，进一步形成了心神交感状态，让人处于心神的最佳状态。

这个最佳状态的出现，一定是人自我心理需求得到满足的状态，心理需求得不到满足，是不可能出现心神交感状态的。因为当心理需求不满足时，各脏腑的功能就会不协调，心理就不平衡了，心神也就不安了。

那么如何来实现心神交感呢？可以在《素问·上古天真论》中寻找答案。"恬恢虚无，真气从之，精神内守，病安从来"就是最好的方法。具体的做法是以"志闲而少欲，心安而不惧，形劳而不倦"，进而达到"气从以顺，各从其欲，皆得所愿"的目标。最后形成"美其食，任其服，乐其俗，高下不相慕，其民故曰朴"的快乐状态。要抓住三个关键词：志、欲、顺。只有志闲了欲才会少，欲少了气就会顺，气顺了所有心神就皆得所愿了，如此其乐融融，心神交感就出现了。

人一旦进入了交感状态，就会获得满满的正能量，正如前所述的"圣人为无为之事，乐恬恢之能，从欲快志于虚无之守"。贤人"中傍人事以养五脏"。

唐代韩愈在《祭董相公文》中说："天高而明，地厚而平。五气叙行，万汇顺成，交感旁畅，圣贤以生。"这就是说天道循环，五行汇成，能让人处于心神交感的状态，这样的状态能让人心情舒畅，若长期处于这种状态就能使人合于道，精神不散，于是会成为贤人、圣人。

五、心神的调治

关于心神的调治，《黄帝内经》有调神、治神的论述，调神见于《素问·四气调神大论》的篇名；治神见于《素问·宝命全形论》："一曰治神……凡刺之真，必先治神"。

调神、治神都无专门的定义，但从历代注释我们可以探知。

一是调神，张志聪注释为"神藏于五脏，故宜四气调之"，调神就是调五脏之神来适应四季的变化；但从整篇内容来看，却是包括了调整所有的心神，即包括五藏神和五脏神，是自己的主动调整，不是有心神病后的治疗，是针对健康、亚健康状态下的自我调整，甚至是为了达到"长生久视"的自我修炼。

二是治神，《灵枢·本神》曰："凡刺之法，先必本于神"。所以"治神"等于"本于神"，这个神就是精神魂魄之神。其含义即"是故用针者，察观病人之态，以知精神魂魄之存亡得失之意，五者以伤，针不可以治之也"。因此治神是他人的被动调整，是对心神病或形体病伴随心神症状的医疗活动，针对的是疾病状态下的治疗。

调神与治神没有绝对的界限，区别只是施行主体的差异，是由医生还是自己，当然一般治神时医生都会要求患者进行调神。

至于怎样来调神、治神，可以说隐藏在《黄帝内经》的各篇之中，《素问·生气通天论》有"圣人抟精神，服天气，而通神明"。这是指人调神的内与外两个方面。

外在条件是感受苍天之气——"服天气"，为外感；然而顺应苍天之气有两个方面的意义：一是服食天赐之气，即"服天气"，"餐服苍天之清气，以通吾之神明"，来滋养、守护我们的心神；二是顺应天之气的阴阳变化，根据五运六气的神机气立，调整我们的心神与心神活动，"因四时之序，而能调养者也"。

内在条件是——志意治，重点在于"抟精神"，是内应。志意治，有两层意思，一是志意为神魂魄意志的简称，包括了五藏神和五脏神的所有心神，称为抟精神。如张志聪注释的"志者，五脏之志也"。二是顺应单纯的肾所藏之志，"志意者，所以御精神，收魂魄，适寒温，和喜怒者也"，称为顺志。

下面我们来具体阐述。

1. 顺应苍天之气

"天食人以五气，……五气入鼻，藏于心肺，上使五色修明，音声能彰"（《素问·六节藏象论》）。人吸收天之气来提供能量，需顺从一年四季的变化，甚至是主动地"服天气"，是调神的外在条件，为对外感受。《黄帝内经》认为就是要顺应苍天之气。

苍天之气在《黄帝内经》中有三处，第一处是《素问·五运行大论》："苍天之气经于危室柳鬼，……所谓戊己分者，奎壁角轸，则天地之门户也。夫候之所始，道之所生，不可不通也。"

《黄帝内经》将天之气分为丹天之气、黅天之气、苍天之气、素天之气、玄天之气五种；从二十八宿对应，分别运行于牛女戊分、心尾己分、危室柳鬼、亢氐昂毕和张翼娄胃。

分别为火、土、木、金、水五行之气。张志聪注释为："此言五行之化运，始于五方之天象也。丹，赤色、火之气也；牛女在癸度，经于牛女戊分，戊癸合而化火也。黅，黄色、土之气也；心尾在甲度，经于心尾己分，甲己合而化土也。苍，青色、木之气也；危室在壬度，柳鬼在丁度，丁壬合而化木也。素，白色，金之气也；亢氐在乙度，昴毕在庚度，乙庚合而化金也。玄，黑色、水之气也；张翼在丙度，娄胃在辛度，丙辛合而化水也。戊己居中宫，为天地之门户。遁甲经曰：'六戊为天门，六己为地户；在奎壁角轸之分，奎壁在乾方，角轸在巽方，此五气化五行之始。'乃天地阴阳，道之所生，不可不通也。"苍天之气就是木之气。

第二处是《素问·六节藏象论》："苍天之气，不得无常也。气之不袭，是谓非常，非常则变矣。"苍天为木，木生风，风为万物之长，风者善行而数变，故不得无常也。张志聪注释为："袭，承袭也。木承水而王于春、火承木而王于夏、土承火而王于长夏、金承土而王于秋、水承金而王于冬。五运之气，交相沿袭而主治也……设有不袭。是谓反常而变易矣。变易则为民病之灾眚矣。"

第三处是《素问·生气通天论》："苍天之气，清净则志意治，顺之则阳气固，虽有贼邪，弗能害也，此因时之序。"

苍天之气，苍为木，对应于人即是肝胆，万物首生以木气之生发，对应日之魂；而肝藏魂、胆主中正，"凡十一脏皆取决于胆"，所以"苍天之气，清净则志意治"。张志聪注释为："人能顺此清净之气，而吾身之阳气外固。虽有贼邪，勿能为害。此因四时之序，而能调养者也。故圣人传运其精神，餐服苍天之清气，以通吾之神明；……逆苍天清净之气，则九窍内闭，肌肉外壅，卫外之阳气散解。此不能顺天之气而自伤，以致气之消削。盖人气通乎天，逆天气，则人气亦逆矣。"服天气就是餐服苍天之清气。

服天气后世称为服气法，唐代医家胡愔在《黄庭内景五脏六腑补泻图》中就有服气之法，具体如下：

肺："常以秋三月朔望旭旦，面西平坐，鸣天鼓七，饮玉泉三，然后瞑目正心，思吸兑宫白气，入口七吞之，闭气七十息。盖所以调补神气，安息灵魄之所致也。"

心："常以四月、五月弦朔清旦，面南端坐，叩金梁九，漱玉泉三，静思，以呼吸离宫赤气，入口三吞之，闭气三十息，以补呵之损。"

肝："以春三月朔旦，面东平坐，叩齿三通，吸震宫青气，入口九吞之，闭气九十息，以补嘘之损，享青龙之祀。"

脾："常以季夏之月朔旦，并四季之末十八日之旭旦，正坐中宫，鸣天鼓十二通，吸坤宫之黄气，入口十二吞之，禁气五息，以补呼之损。"

肾："常以冬三月，面北平坐，鸣金梁七，饮玉泉三，北吸玄宫之黑气，入口五吞之，以补吹之损。"

胆："常以冬三月，端居静思，北吸玄宫之黑气，入口三吞之，以补嘻之损，以尽益胆之津。"

除修养五脏外，增加了胆的修养法，正是"餐服苍天之清气"的具体体现。

同样在道家著作《上清握中诀》中也记载了"服三气法"："常以平旦向日，临目，存青气、白气、赤气各如钱，从日下来直入口中，挹之九十过，自饱使止。"后来服气法逐步发展成为了采气法，就是主动吸收苍天之气，如"服日芒法"及"服月芒法"便是初期的采气法。日间可行"服日芒法"为："平坐，临目，直存心中有日象，大如钱，赤色，紫光、九芒从心上出喉至齿而回还胃中。良久，存见心胃中分明，乃吐气、漱液、服液三十九过止。一日三为之。"夜间可行"服月芒法"，即存想月亮在泥丸宫，月光芒四射，其白芒流入胃下至丹田。采日精可益身中阳气，治阳虚之症；采月华可滋补身中之阴，阴虚者可行之；日魂月魄可与身中之魂相感成。

《真诰》卷九载东卿司命曰："先师王君，昔见授太上明堂玄真上经，清斋休粮，存日月在口中，昼存日，夜存月，令大如环，日赤色有紫光九芒，月黄色有白光十芒，存咽服光芒之液，常密行之无数。"

在上述存服日月法中，日月在人身上的起点是口，而《真诰》在另一处所载"服日月芒法"，日月的起点则分别是心和脑："直存心中有象，大如钱，在心中赤色。又存日有九芒，从心中上出喉，至齿间而芒，回还胃中。如此良久，临目存见心胃中分明，乃吐气漱液三十九过止。一日三为之，行之一年，疾病除；五年，身有光彩；十八年，必得道，行日中无影，辟百鬼千恶灾气。恒存日在心，月在泥丸中。夜服月华，如阴日法。存月十芒，白色，从脑中下入喉，芒亦不出齿间而回入胃。"这就是说，存思日月各在心脑中，其光芒的运行路线如下：日九芒路线为心→喉→齿间→胃；月十芒路线为脑→喉→齿间→胃。

服气之法多与存思之法相结合，服食日月的光芒或精气与存思日月相结合，既包含有人与日月神灵交通感应的成分，也包含有吸收日月的自然性质的成分。日月光芒万丈，亘古长存，服食日月的光芒或精气，就能获得日月特有的性质，所以说"欲得延年，当洗面精心，日出二丈，正面向之，口吐死气，鼻嚏日精，须鼻得嚏，便止，是为气通，亦以补精复胎，长生之方也"（《真诰》）。但是服日月法，并不真的能服食到日月之气，而是用意念把想象中的日月之气吞进体内。从直接服食日月之气到存服日月之气的转变，主要原因在于直接服食日月之气不可能有什么效果，而在存服日月法中，服食日月只具有象征意义，实质是存思，即把意念集中到某一点上，这是一种心神锻炼法，具有调控身心的特殊效果。

2. 抟精神

抟精神，抟读作 tuán（音同"团"），本意是指凭借，也指把东西揉弄成球形；《说文解字》曰："抟，圜也。"圜"天体也，全也，周也"。圜义与圆同。因为心神的运动方式是转而不回，所以调整五藏神和五脏神等所有心神要如天体一样圆转而周全。

《素问·刺法论》中就有抟精神的运用。"欲将入于疫室，先想青气自肝而出，左行于东，化作林木。次想白气自肺而出，右行于西，化作戈甲。次想赤气自心而出，南行于上，化作焰明。次想黑气自肾而出，北行于下，化作水。次想黄气自脾而出，存于中央，化作土。五气护身之毕，以想头上如北斗之煌煌，然后可入于疫室"，这就是存神以避疫毒之气的方法。其要求针刺后，静神七日，并慎其大喜欲情于中、慎勿大怒、勿大醉歌乐、勿大悲伤。这样才能"正气存内，邪不可干，避其毒气"。

《素问·四气调神大论》中有专门的讨论，即"春三月，此谓发陈……夏三月，此谓蕃秀……秋三月，此谓容平……冬三月，此谓闭藏"的天气特征，论述了"以使志生，……春气之应，养生之道也……使志无怒，……夏气之应，养长之道也……使志安宁，以缓秋刑，收敛神气，……秋气之应，养收之道也……使志若伏若匿，若有私意，若已有得，……冬气之应，养藏之道也"的调神方法，值得注意的是，脾不主时，旺于四季月，所以没有调脾神的方法。

这种方法是要顺应天之气的生长化收藏规律而来安排生命活动，只有这样才能借助天之气来滋养我们的身体，否则的话反而会耗损人的脏腑之气。本篇以四季为例来讲生长化收藏规律，其实还要再细分到五运六气、十二个月、二十四节气和每天十二个时辰的生长化收藏规律，才能调神到位。例如，陈抟二十四节气坐功祛病法就是根据二十四节气，并结合五运六气中的六气，配合十二经络与十二时辰，设计的坐功祛病法，是一个典型的代表方法。其首见于明代罗洪先编的《万寿仙书》，再见于清代郑官应编撰的《中外卫生要旨》卷四。

通过调神，达到心神交感的状态。但要想进入这个状态，要以心神不劳而闲为基础，《素问》称之为"志闲"，这个志是第一层意思，指所有的心神；只有心神闲，心神才能守位，心神守位才能"少欲"，而"气从以顺，各从其欲，皆得所愿"。最后达到"为无为之事，乐恬惔之能，从欲快志于虚无之守，故寿命无穷，与天地终，此圣人之治身也"的圣人境界。

然而抟精神之法，在道家还有"存神"法，又称"存想"，"存，谓存我之神；想，谓想我之身"（司马承祯《天隐子》）。在《黄庭经》中设有五脏六腑、四肢七窍等各种器官的身神，存想这些身神及日月星辰等神灵的炼神方法称为存神；其中包括存思内景法和存思外景法。身内景象无非是五脏与五脏之气，另外就是身中的神真。汉代的张道陵、北魏的寇谦之、南朝著名的医家陶弘景和他所著的《真诰》，也都是以"存神"的方法为主干。葛洪《抱朴子·地真》云："思见身中诸神，而内视令见之法，不可胜计，亦各有效也。"

我们知道"五藏神"有脏、有藏、有象，这就能让我们"发外为五事，上应五星，下应五岳，皆模范天地，禀象日月，触类而取，不可胜言"。为我们提供"存神修养，克己励志，其道成矣"的调神方法，这就是存神之法的理论基础所在。

3. 顺志

顺志见于《灵枢·师传》"百姓人民皆欲顺其志也"。顺的本意是指朝同一个方向，也指事情进行顺利，合乎心意。后来就引申为整理，《说文解字》曰："顺，理也。"在此是整理、协调、和合之意，张志聪注释为"顺，和也"。志者，心之所之也。顺志的方法是"入国问俗，入家问讳，上堂问礼，临病人问所便。……人之情，莫不恶死而乐生，告之以其败，语之以其善，导之以其所便，开之以其所苦，虽有无道之人，恶有不听者乎"？顺志之法，就是要适应社会，顺从人的志向而调整，使之能够"御精神，收魂魄，适寒温，和喜怒者也"（《灵枢·本脏》）。

但值得注意的是，顺志不是纵欲，否则就会违反"志闲而少欲"的原则了，从"入国问俗，入家问讳，上堂问礼"来看，顺志是一定要符合社会规范、风俗人情，也就是要遵守道德规范，因此与前面的"服天气，抟精神"立足于"道"不同，顺志是立足于"德"层面的调整心神的方法。因此医生还要注意患者的好恶，从而取得患者的配合以便采取相应的治疗措施。

4. 祝由

祝由在《黄帝内经》中有两篇论及，一是《素问·移精变气论》，二是《灵枢·贼风》。

《素问·移精变气论》："余闻上古之治病，惟其移精变气，可祝由而已。"

《灵枢·贼风》："黄帝曰：其祝而已者，其故何也？岐伯曰：先巫者，因知百病之胜，先知其病之所从生者，可祝而已也。"

祝由的作用与机理已经说得很清楚，就是"移精变气"，但要起作用必须先具备条件，就是"内无眷慕之累，外无伸宦之形……故可移精祝由而已"。若"忧患缘其内，苦形伤其外，又失四时之从，逆寒暑之宜……小病必甚，大病必死，故祝由不能已也"。

那么祝由是通过人的什么来实现"移精变气"呢？其实就是心神，病由心神不守位，所以只要调动心神回归原位就可以了，这在《素问·刺法论》中写得很清楚。

张景岳注释为："精神复强而内守也。""祝由者，即符咒禁禳之法，用符以治病，谓非鬼神而何？故贼风篇：帝曰：其毋所遇邪气，又毋怵惕之所志，卒然而病者，其故何也？唯有因鬼神之事乎？岐伯曰：此亦有故邪留而未发，因而志有所恶，及有所慕，血气内乱，两气相搏。其所从来者微，视之不见，听而不闻，故似鬼神。帝又问曰：其祝而已者，其故何也？岐伯曰：先巫因知百病之胜，先知其病所从生者，可祝而已也。只此数语，而祝由鬼神之道尽之矣，愚请竟其义焉。夫曰似鬼神者，言似是而实非也。曰所恶所慕者，言鬼生于心也。曰知其胜、知其所从生，可祝而已者，言求其致病之由，而释去其心中之鬼也。何也？凡人之七情生于好恶，好恶偏用则气有偏并，有偏并则有胜负而神志易乱，神志既有所偏而邪复居之，则鬼生于心，故有素恶之者则恶者见，素慕之者则慕者见，素疑之者则疑者见，素畏忌之者则畏忌者见，不惟疾病，梦寐亦然，是所谓志有所恶，及有外慕，血气内乱，故似鬼神也。又若神气失守，因而致邪，如补遗刺法等论曰：人虚即神游失守，邪鬼外干，故人病肝虚，又遇厥阴岁气不及，则白尸鬼犯之；人病心虚，又遇二火岁气不及，则黑尸鬼犯之；人病脾虚，又遇太阴岁气不及，则青尸鬼犯之；人病肺虚，又遇阳明岁气不及，则赤尸鬼犯之；人病肾虚，又遇太阳岁气不及，则黄尸鬼犯之。非但尸鬼，凡一切邪犯者，皆是神失守位故也。此言正气虚而邪胜之，故五鬼生焉，是所谓故邪也，亦所谓因知百病之胜也。又如关尹子曰：心蔽吉凶者，灵鬼摄之；心蔽男女者，淫鬼摄之；心蔽幽忧者，沉鬼摄之；心蔽放逸者，狂鬼摄之；心蔽盟诅者，奇鬼摄之；心蔽药饵者，物鬼摄之。此言心有所注，则神有所根据，根据而不正，则邪鬼生矣，是所谓知其病所从生也。既得其本，则治有其法，故察其恶，察其慕，察其胜，察其所从生，则祝无不效矣。如王中阳治一妇，疑其夫有外好，因病失心狂惑，虽投药稍愈，终不脱然。乃阴令人佯言某妇暴死，殊为可怜，患者忻然，由是遂愈。此虽非巫，然亦以法而去其所恶之谓也。"

有人认为祝由术由黄帝仰观天文得出天之阳气旋转，是自然之气，可化而为符；俯究人理，能够找到天人之感应，能接受自然气化符之印记，遂授意左史仓颉创造一种类似灵符的秘字。

仓颉把折磨人类的疾病看作是战场上的敌人，以尚字为将帅，各字为先锋（实为治病的主药），食字为兵，以作治病驱邪之用。由于仓颉的创意合乎天意，顺应自然。字造出来后，收到奇特效果，以致"天为雨粟，鬼为夜哭"。黄帝憬然有悟，知文字之灵足以格天心而摄鬼魅。遂与岐伯咨商，在各个秘字下面标注所治之病，并配以相应引药，用来治病，疗效甚佳。此后这一医术逐步在民间推广开来，历代相传，久盛不衰，受益者不计其数。

黄帝医用祝由术的符号也是一服完整的药。就如同一服中医方剂，是由正反螺旋、"8"字、"口"字及横竖斜线等"散形"部件拼成，被称为"聚形"的整符。

从气感来讲，其部件分为软硬两类，圆、弧、螺旋、"8"字等属于柔软而持续之气感，其效应多为生气，其意念多为兴奋、助长、滋养等善性的；"口"字及横、竖、斜则具有生硬强力而短促之气感，其效应多为杀伤，其意念多为抵制、扼杀、铲除等。

历代医家在注释时，多有发挥，将祝由术归为古代一种精神心理疗法的大有人在，但这还不全是祝由的本义。

5. 全神

全神在《素问》中有两处，一是《素问·上古天真论》的"积精全神"；二是《素问·刺法论》的"刺法有全神养真之旨，亦法有修真之道，非治疾也，故要修养和神也"。

全神就是修炼之道，与真人的"独立守神"类似，而修为等级稍低。张景岳注曰："积气以成精，积精以全神，必清必静，御之以道，可以为天人矣，有道者能之。""积精全神，聚精会神也。夫精全则气全，气全则神全，未有形气衰而神能王者，亦未有神既散而形独存者，故曰失神者死，得神者生。"

用针刺也可以达到"全神"，张景岳注曰："言针法有如此之妙，其要在修养和神而已。"但"针刺全神"放在"十二脏之相使，神失位，使神彩之不圆，恐邪干犯"之后，是要区别于前面的"积精全神"。彼完全是在正常状态下的主动修炼，此是"神失位"时针对"恐邪干犯"采取的应对措施，以"修养和神"，从而达到"道贵常存，补神固根，精气不散，神守不分，然即神守而虽不去，亦能全真，人神不守，非达至真，至真之要，在乎天玄，神守天息，复入本元，命曰归宗"之目标。具体做法是"气神合道，契符上天"。然后刺十二经脉之原，达到"十二官者，不得相失"，是刺法的全神养真之旨，亦是修真之道，不是治疾病。

以上的祝由和针刺全神，是术的层面，与前面的道、德和后面的治法，共同构成了心神调治的四个立体方法。

6. 导引

陶弘景在《养性延命录》中说："凡行气欲除百病，随所在作念之。头痛念头，足痛念足，和气往攻之，从时至时，便自消矣。"而南宋医家张锐也在《鸡峰普济方》中说："每体不安处，则微闭气，以意引气到疾所而攻之，必差瘥。"这就告诉我们可以通过导引之术来进行养神、调神、治神。

导引的方法有很多，而调治心神，多是从心脏的导引开始，简介如下。

（1）心脏导引术：心脏导引术，有专门练习姿势，古人称为跨鹤坐，又名真武坐。好像仙人跨鹤，一足盘坐，一足踏云，御风驾云，自由飞行。跨鹤坐之名由此而来。当然练习者也可以根据自身情况采用盘坐式（自然盘、散盘、单盘、双盘）、跪坐式、正坐式、平肩裆式、弓箭裆式、卧式、行式等姿势进行练习。

正身端坐在椅凳上，椅、凳的高度约与自己小腿长度相同。

左腿弯曲、盘蜷，左足跟轻轻抵住"会阴穴"，左足心斜仰向后；右腿垂坐，右足踏地，右腿大腿的二分之一处轻轻压在左足心上。

左腿盘蜷，要尽量放松股关节、膝关节、踝关节。右足不可悬空，须踏地，安稳坐住，左右腿可以互换练习。

心的手印称为金钩印。即双手四手指（除小指）自然握紧，小指弯曲成钩，两小指自然钩住，将手印放置在脐下小腹部位，握持手印时两手自然握拳，不可太用力。两小指相互勾着，右手手心向内朝着肚脐的方向，手背向前，左手手心向上，手背向地。两手成90°直角的关系。

手印握好之后，选择适合自己的锻炼姿势，调整身形，配合心脏的养生音乐，开始练习心脏导引术。

1）方法

步骤一：两手结印成金钩印，轻轻贴靠在脐下小腹部。

步骤二：吸气时，两手手印随着腹部微微向内；呼气时，两手手印随着腹部微微向外；如此重复练习3次。

步骤三：吸气时，两手手印随着腹部微微向内，同时默念"真（zhēn）"的声音；呼气时，两手手印随着腹部微微向外，同时出声吟唱"登（dēng）"的声音。如此重复练习若干次。

在念诵音符的同时，把意识集中，静静地体会音符在心脏及整个身体内外的震动，体会音符对身、心、气、行、境等的影响。

2）要领

A. 两手只是轻轻贴靠在腹部，并随着腹部的起伏而起伏，两手贴在腹部的位置并没有移动和改变。

B. 两手贴靠在腹部外侧不可以用力，不能影响呼吸的顺利进行，同时还要随着呼吸时腹部的起伏而起伏。

C. 练习过程中，如果觉得有呼吸紧张、不畅等现象，可以随时停止念诵，用自然呼吸的方法进行调整，待呼吸调匀之后再继续开始念诵。

D. 在念音符的时候，要集中意识在心脏、全身乃至环境中。一心存想着所念的音符，一个音接着一个音，每个音都在心脏、全身乃至周围的环境中波动着，好似以石投水，水波不断。

E. 初学者，每次吸气默念"真（zhēn）"声音的同时，还要注意静静地听老师或者导引术养生音乐中发出的"真（zhēn）"声音，把默念、静听，口念、心想合而为一，直至念而无念的境界。每次呼气时则出声吟唱"登（dēng）"的声音。

3）功后导引

A. 筑拳：伸腿舒脚，正身端坐，两手握拳，与乳相平，手心向胸，拳眼向上，两拳面相接，把两手中指的背面互相抵住，轻轻用力一抵，然后再一松，如此操作 3 次，使内脏气机内行。

中指属于手厥阴心包经，两中指用力相抵、放松，可以引起心脏、胸腔乃至全身的松紧交替变化，进而促进心脏乃至全身气血的运行。

B. 龙蹬：两掌十指交叉，以左足（涌泉穴）先踏掌中（劳宫穴），脚向外蹬，手向内攀，操作 3 次，再换右脚如此操作。在操作的时候，闭口抵舌，同时闭目。

两手心劳宫穴属于心经，两足心涌泉穴属于肾经，两手抱两足，可以起到手足并练、心肾相交、水火既济的作用。在心脏导引术中加入了属于肾的腰、腿的练习动作，也正说明了心、肾二脏之间的密切关系。

本功法来源于张明亮的《五脏的音符——中医五脏导引术》。该书认为中医五脏导引术，古代称为峨眉五脏小炼形，发源于中国四大佛教名山之一的峨眉山，流传至今已有 800 年的历史。五脏导引术，古说属于"密部法门"而秘不外传，它是一种直接针对人体心、肝、脾、肺、肾这五大系统的精、气、神三个层次进行的专门锻炼和修养的养生方法。

（2）开心导引术：开心导引术能"打开"膻中穴，是保持精神愉悦的重要路径。

第一预备式：自然站立，百会微悬，二目垂帘、内观心窝。双手自然下垂置于身体两侧，两肩井与两涌泉各成连线；放松心静，待涌泉有微麻胀即可。

第二开合式：两臂前曲抬起，两掌相合，大拇指抵在膻中穴上（两乳连线的中间，俗称心口），指尖朝上。

两手掌轻轻对拉开合，合时相距约 2cm，开时相距 15～20cm。徐徐缓缓、不急不躁、无时无地，心静即可。

第三收式：两手掌重叠，绕心窝顺时针由小到大 9 圈，再逆时针由大到小 9 圈。闭目静心片刻，即可收功。

本导引法由杨氏太极拳第五代传人翟金录先生在 2019 年春的江苏溧阳市苏园道医论坛会上口述，笔者整理。

7. 治法：开鬼门、洁净府

开鬼门、洁净府见于《素问·汤液醪醴论》："帝曰：其有不从毫毛而生，五脏阳以竭也，津液充郭，其魄独居，精孤于内，气耗于外，形不可与衣相保，此四极急而动中，是气拒于内，而形施于外，治之奈何？岐伯曰：平治于权衡，去宛陈莝，微动四极，温衣，缪刺其处，以复其形。开鬼门，洁净府，精以时服，五阳已布，疏涤五脏，故精自生，形自盛，骨肉相保，巨气乃平。"是"魄独居，精孤于内，气耗于外"的治疗原则，是针对"神不使"而打通"使道"的治疗方法。

张景岳注曰："凡治病之道，攻邪在乎针药，行药在乎神气，故治施于外，则神应于中，使之升则升，使之降则降，是其神之可使也。若以药剂治其内而脏气不应，针艾治其外而经气不应，此其神气已去，而无可使矣。虽竭力治之，终成虚废已尔，是即所谓不使也……鬼门，汗空也，肺主皮毛，其藏魄，阴之属也，故曰鬼门。净府，膀胱也，上无入孔而下有出窍，滓秽所不能入，故曰净府。邪在表者散之，在里者化之，故曰开鬼门、洁净府也。"刘完素的四白丹，以清肺气养魄，就是开鬼门的代表方。